Der Weg zum Wohlgefühl

von Gabriele Kuppe

Alle hier zusammengetragenen Recherchen, Informationen, Ratschläge und selbst gemachten Erfahrungen wurden gut ausgewählt, um Menschen zu helfen.

Die meisten Anwendungen wurden selbst von der Autorin ausprobiert, jedoch kann keinerlei Garantie für einen möglichen Erfolg jedweder Art übernommen werden.

Jede Anwendung erfolgt auf eigenes Risiko des Anwenders und auf dessen eigene Verantwortung.

Bei gesundheitlichen Problemen ziehen Sie bitte immer eine Ärztin bzw. einen Arzt oder eine Heilpraktikerin bzw. einen Heilpraktiker Ihres Vertrauens hinzu.

Es wird keine Haftung für etwaige Gesundheitsschäden übernommen.

Gabriele Kuppe

Der Weg zum Wohlgefühl

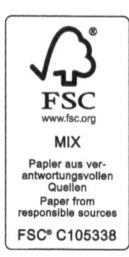

Bibliografische Information der Deutschen Nationalbibliothek:
Die Deutsche Nationalbibliothek verzeichnet diese Publikation in der Deutschen Nationalbibliografie; detaillierte bibliografische Daten sind im Internet über http://dnb.dnb.de abrufbar.

TWENTYSIX – Der Self-Publishing-Verlag
Eine Kooperation zwischen der Verlagsgruppe Random House und BoD – Books on Demand

© 2018 Gabriele Kuppe

Herstellung und Verlag:
BoD – Books on Demand, Norderstedt

ISBN: 978-3-740-74973-6

Fotos: Gabriele Kuppe

Inhaltsverzeichnis

Die Motivation, dieses Buch zu schreiben 7

Diabetes und Stoffwechsel 13

Was passiert im Verdauungstrakt? 24

Nieren, Bluthochdruck und Cholesterin 34

Allergien/Unverträglichkeiten 39

Dinkel, Quinoa und Amaranth 47

Was kann ich nun essen? 50

Frühstück 53

Mittag-/Abendessen 62

Zwischenmahlzeiten 89

Rezeptverzeichnis 97

Bezugsquellen 100

Schlussworte 102

Vita der Autorin 104

Jeder Körper reagiert anders.

Finden auch Sie Ihren ganz persönlichen Wohlfühlweg.

Viel Erfolg!

Die Motivation, dieses Buch zu schreiben

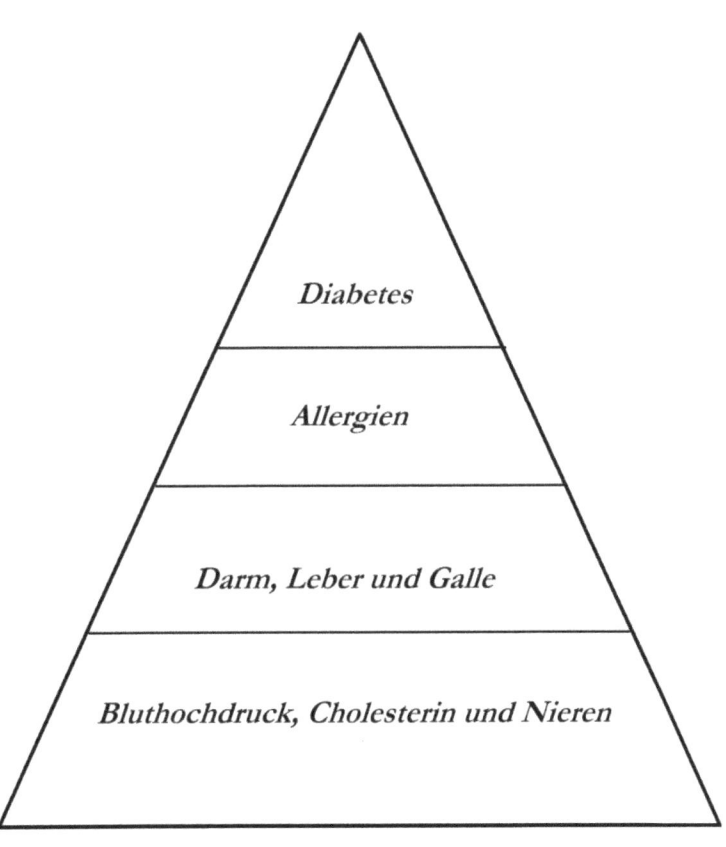

Lange Zeit habe ich mich gefragt: Was mache ich falsch? Ist es mein eigenes Essverhalten, das mich leider immer wieder zum Verzehr von Süßigkeiten (ver-)führte? Warum esse ich dieses süße Zeug überhaupt? Das waren die häufigsten Fragen, die ich mir stellte. Hatte ich einfach zu viel Stress, zu viele Sorgen, zu viele Belastungen? War ich einfach zu sensibel und legte alles auf die Goldwaage, wie man das so schön sagt?
Nun stand ich am sogenannten Scheidepunkt meines Lebens. So konnte das einfach nicht mehr weitergehen. Aber was sollte ich nun selbst tun, um gesund zu sein, um mich rundum wohler zu fühlen und damit wieder glücklicher durchs Leben zu gehen?
Durch Zufall wurde Diabetes mellitus Typ 2 bei mir festgestellt. Wie sollte ich nur mit dieser niederschmetternden Diagnose umgehen? Ständig hatte ich die Geschichte meines geliebten Vaters vor Augen, der ebenfalls an dieser Erkrankung litt und mit 62 Jahren verstarb. Sollte das bei mir genauso enden?
Trotz dieses alarmierenden Beispiels verlor ich mich mit den Jahren irgendwie selbst. Natürlich war mir oft bewusst, dass ich Ernährungsfehler beging. Aber Süßigkeiten waren nun mal so supertolle Seelentröster!
Im Laufe der Jahre machte ich meine ganz eigenen Erfahrungen, beachtete sie oder schob diese auch gerne manchmal weg. Aber das ist vielleicht einfach nur ein menschlicher Zug.
Es gibt jedoch etwas ganz Besonderes, das oft vergessen wird: Jeder Körper reagiert anders. Leider wird noch immer zu häufig der Mensch nicht als individuelle Persönlichkeit, sondern als sogenannte „Pauschale" betrachtet.
Unter anderem wurde ich hier mit dem Thema Unverträglichkeiten konfrontiert. Mein Gegenüber schmunzelte häufig, frei nach dem Motto: „Ach, das kann doch alles gar nicht sein." Und ob das sein konnte! Aber die betreffenden Personen spürten es nicht. Nur war es eben so, wie es war. Unangenehm, manchmal schmerzhaft, manchmal sogar bedrohlich. Es wird einem ganz schön mulmig, wenn man das Gefühl hat, dass der Hals anschwillt oder man keine richtige Luft mehr bekommt. Das kann ganz schön brenzlig werden.

Obwohl in jungen Jahren wahrscheinlich die meisten von uns Menschen keine großartigen gesundheitlichen Probleme an den Tag bringen, beginnt bereits im Kindesalter eine Erkrankung, die vielfach noch immer sehr unterschätzt wird: Die Allergie.
Kleinkinder zum Beispiel können auf Milchprodukte allergisch reagieren. Aus den verschiedensten Gründen kann der menschliche Körper Allergien hervorrufen.
Eines Tages war mein gesamter Körper mit roten Pocken übersät. Allerdings waren das weder die Masern noch die Windpocken, denn beide Erkrankungen hatte ich bereits hinter mir. Ein Notarzt stellte eine Medikamentenallergie fest. Auslöser war offenbar ein Schmerzmittel, das ich zur Bekämpfung meiner Kopfschmerzen eingenommen hatte.
Zu diesem Zeitpunkt gab es so einige berufliche Probleme, die dann nicht nur zu Kopfschmerzen führten, sondern mich dazu verleiteten, zu viele Süßwaren zu essen. Stress im Beruf oder auf emotionaler Ebene, der bittere Jobverlust, der verzweifelte Versuch mit über 40 noch einen neuen Job zu ergattern sowie pure Existenzängste spielten eine große Rolle, um sich diesen süßen Balsam für die Seele zu holen.
Aber es waren eben nicht nur diese Süßigkeiten, sondern auch zu viele falsche Medikamente, die ich im Laufe der Jahre eingenommen hatte. Zum Beispiel zu viel Antibiotikum, das ich bei jeder sich noch so bietenden Gelegenheit auf dem Rezept wiederfand. Heute weiß ich, dass man Medikamente und deren Wirkung bzw. deren mögliche Nebenwirkungen nicht außer Acht lassen darf. Daraus können ebenfalls allergische Reaktionen entstehen. Nicht jeder Körper reagiert gleich auf die Bestandteile, die dem ursprünglichen Wirkstoff beigefügt werden.
Natürlich hatte ich mich falsch ernährt, das möchte ich keineswegs „schön reden", aber das war eben nicht allein der Grund meiner durchaus schwierigen Situation.
Irgendwann machte mein Verdauungstrakt nicht mehr mit. Egal, ob nun durch Ernährungs- oder Medikamentenfehler, mein Darm rebellierte. Es plagten mich immer häufiger Bauchschmerzen, Durchfälle, Übelkeit und Unwohlsein. So drehte ich

mich im Kreis und hatte das Gefühl: Ich laufe wie ein Hamster im Rad.
Sehr gute Freunde empfahlen mir die Hildegard von Bingen-Kost. Sie war eine große Lehrmeisterin vergangener Zeit und Dinkel war ihr Lieblingsprodukt. Dinkel statt Weizen, das klappte bei mir wunderbar, obwohl Dinkel glutenhaltig ist.
Nach relativ kurzer Zeit wurden meine Beschwerden im Darm weniger. Die lästigen Durchfälle hörten auf und ich fühlte mich besser.
Das war aber leider nicht alles. Es gab ja noch die anderen Unverträglichkeiten wie Milch, Käse, Zitrusfrüchte, Weizen, Roggen, Buchweizen, Esskastanie, Gerste, Grünkern, Hafer, Ingwer, Muskatnuss, Vanille, Sellerie, E-Stoffe und noch Vieles mehr.
Ein Bluttest ergab ganze 59 Lebensmittelunverträglichkeiten, und da waren die Bestandteile aus den diversen Medikamenten noch nicht enthalten!
Sollte ich meine Essenszufuhr nun komplett einstellen? Aber nur von einem Salatblatt pro Tag wurde ich bestimmt nicht satt...
Nun musste ich meine Lebensgewohnheiten überdenken. Zugegeben war der Weg oft sehr mühsam, um das genau für mich Optimale herauszufinden.
Dabei erinnerte ich mich wieder an ein Fernstudium in praktischer Homöopathie, das ich sehr erfolgreich absolviert hatte. So kramte ich meine Unterlagen heraus und frischte mein erworbenes Wissen auf.
Hätte ich das alles schon vor Jahren beachtet, dann wäre mir eventuell Vieles erspart geblieben. Aber das Leben und die Lebensumstände laufen manchmal anders, als man es sich wünscht. Aber das heißt nicht, dass man nicht immer wieder neu durchstarten kann. Jeder Tag ist ein neuer Tag.
Eine Tatsache hatte ich völlig ignoriert: Zu viele Kohlenhydrate schaden dem Körper, denn Kohlenhydrate werden in Zucker umgewandelt!

Natürlich, der gute Zucker! Über alle Sorgen und Nöte hatte ich ganz verdrängt: Ich war ja zuckerkrank! Aber auf diese köstlichen süßen Sachen verzichten müssen? Ist das nicht eine große Einschränkung? Heute weiß ich: Nein, es geht! Es geht alles! Man muss nur an den gewissen Punkt kommen, an dem man es auch wirklich will. Selbst wenn man keine Diabeteserkrankung hat, eine gesunde Lebensweise tut dem eigenen Körper gut!

Mit allen alten und neu gewonnenen Erkenntnissen entschied ich mich für eine Mischung aus kohlenhydratarmer Küche und Dinkelkost.

Nach einiger Zeit wurden meine Beschwerden nochmals weniger. Ich fühlte mich gut und damit leistungsfähiger, und natürlich damit verbunden: Auch glücklicher.

Meine persönlichen Erfahrungen möchte ich gerne mit Ihnen, liebe Leserinnen und Leser, teilen.

Vielleicht geht es Ihnen genauso oder so ähnlich, wie es mir ergangen ist. Es freut mich, wenn ich Ihnen Anregungen geben kann, die Sie für sich selbst im Alltag einsetzen können.

Nicht nur bei der Ernährungsumstellung, sondern auch im Alltag heißt die Devise: Nur nicht gleich aufgeben! Denn manchmal frisst der Alltag uns auf, wir sehen nicht, was gut für uns ist und machen dann einfach mal so weiter.

Vergessen Sie bitte nicht sich selbst, legen Sie Ruhephasen ein, die Ihnen und Ihrem Körper gut tun. Hören Sie mehr auf Ihre sogenannte innere Stimme. Wenn Sie eine Pause brauchen, dann nehmen Sie sich diese Erholung.

Des Weiteren möchte ich mit diesem Buch helfen, gewisse Vorgänge im Körper besser zu verstehen. Aus eigener Erfahrung weiß ich, dass manchmal die Zusammenhänge nicht ganz klar sind. Nach bestem Wissen und Gewissen habe ich die entsprechenden Informationen zusammengestellt, ohne jedoch den Anspruch auf Vollständigkeit erheben zu wollen.

Zwar habe ich das Homöopathiestudium mit der Note 1,6 abgeschlossen, aber bitte berücksichtigen Sie, dass ich keine Ärztin

oder Ernährungsberaterin bin, sondern aufgrund meiner persönlichen Geschichte Informationen und Erfahrungen an Sie weitergeben möchte.
Holen Sie bitte auch immer fachärztlichen Rat ein!
Es freut mich, wenn ich Sie auf diese besondere Weise ein Stück des Weges begleiten darf.

Wünsche Ihnen ganz viel Erfolg!

Herzlichst,

Gabriele Kuppe

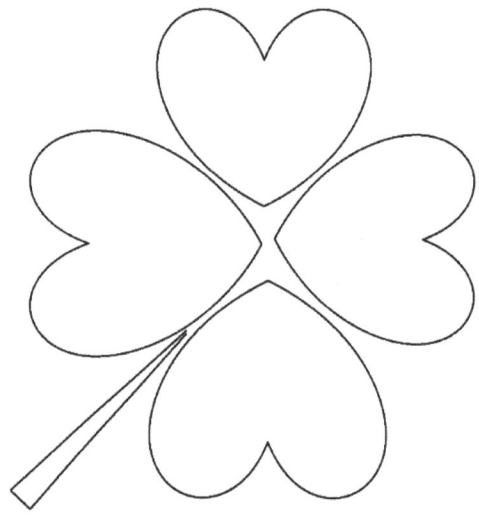

Diabetes und Stoffwechsel

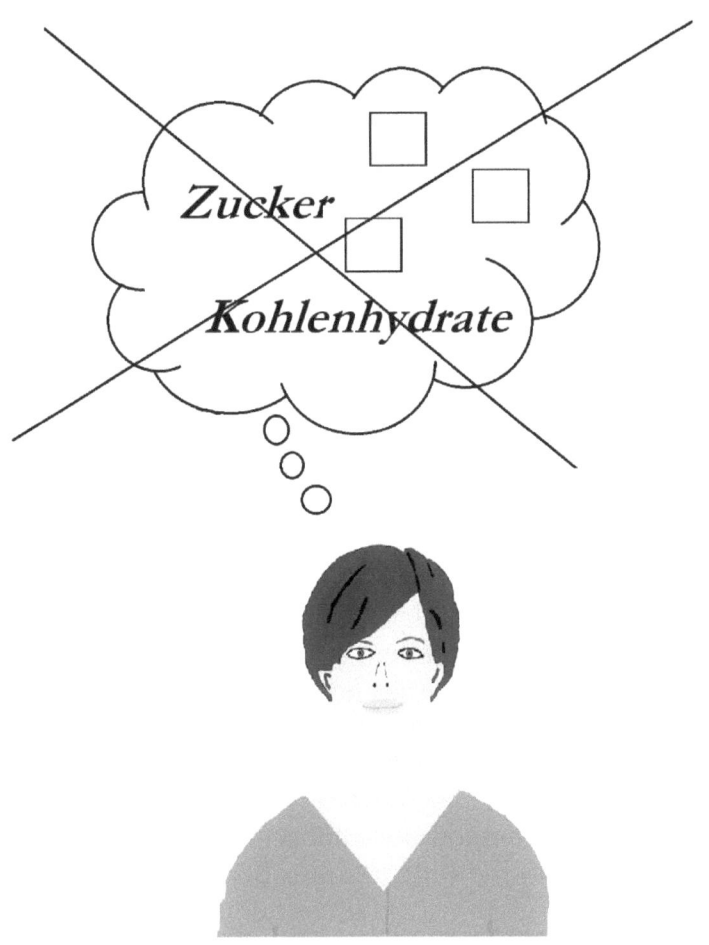

Seit Jahren leide ich selbst unter der heimtückischen Erkrankung Diabetes mellitus Typ 2. Hier spreche ich nur den Typ 2 an, da ich damit meine eigenen Erfahrungen gesammelt habe. Oft wird der Diabetes zu spät erkannt. Man wundert sich vielleicht, dass man vermehrt Durst verspürt oder häufiger zur Toilette gehen muss. Diese Krankheit bleibt oft unbemerkt, denn Diabetes tut nicht weh.

Oft stellte ich mir die Frage: Wie konnte es überhaupt zu dieser Erkrankung kommen?

Diabetes mellitus Typ 2 entsteht unter anderem, weil die Körperzellen nicht mehr richtig auf das blutzuckersenkende Hormon Insulin ansprechen, das heißt: Insulin kann nicht genug Zucker aus dem Blut in die Zellen schleusen und der Blutzucker steigt. Der Zucker kann nicht ausreichend im Gewebe aufgenommen werden und gefährdet den Organismus.

Natürlich wurde mir mit der Zeit klar, dass ich von allem zu viel aß und auch meine Lieblingsschokolade das Übrige dazu beisteuerte. Bewegungsmangel durch eine sitzende Tätigkeit oder einfach nach dem Motto: „Nee, dazu habe ich heute keine Lust", spielten genauso eine wichtige Rolle wie der allgemeine Stress oder die Probleme, die der Alltag mit sich bringt.

Manchmal wird einem erst später, und hoffentlich nicht zu spät, bewusst, dass Raubbau mit dem eigenen Körper betrieben wird. Wenn der Blutzucker dann zu hoch ist, leiden die Gefäße und Nerven darunter. So entstehen bei zu hohen Blutzuckerwerten eventuell Schädigungen an den Augen, Nieren, Füßen, Herz, Gehirn, Magen oder Darm. Spätestens beim Arzt oder den diversen Schulungen wird einem das als Diabetiker vor Augen gehalten.

Glukose geht sofort ins Blut und die Blutwerte steigen schnell an. Für diesen Vorgang wird dann eine große Insulinausschüttung notwendig und es kommt zum Energiekick. Dieser Zustand hält allerdings nur kurz an, was dazu führt, dass der Blutzuckerspiegel wieder schnell abfällt. Und dann entsteht Heißhunger auf etwas Süßes. Also ein fatales Unterfangen!

Leider will das Gehirn dann immer mehr Zucker. Im optimalen Fall also gegensteuern, damit es nicht zu dauerhaften Schäden für sich selbst kommt. Nur ist das alles einfacher gesagt als getan. Dieses Problem kenne ich nur allzu gut. Manchmal ist diese Zuckerzufuhr ein reines Glücksgefühl für die Seele, aber für den Körper ist es leider schädlicher als man es glauben mag.

Laut der Weltgesundheitsorganisation (WHO) sollten höchstens 25 Gramm Zucker (ca. 6 Teelöffel) täglich verzehrt werden! Und wenn man bedenkt, dass auch Kohlenhydrate in Zucker umgewandelt werden, dann sind diese 25 Gramm sehr schnell erreicht. Leider habe auch ich nicht darauf geachtet, dass nicht nur in Schokolade Zucker steckt. Beispielsweise in Fertigprodukten ist versteckter Zucker enthalten.

Bei zuckerreicher Ernährung steigt aber der Blutzuckerspiegel nach dem Essen rasant an, die Bauchspeicheldrüse produziert zu viel Insulin, das heißt: Der Blutzuckerspiegel sackt ab und sendet eben dieses Signal: Hunger.

Oft stellte ich mir die Frage, ob ich Zuckeraustauschstoffe nehmen sollte? Aber bei Sorbit beispielsweise reagierte ich mit Darmproblemen. Xylit (z.B. Birkenzucker), was ich aus so manchem Low Carb-Rezept kannte, brannte auf meiner Zunge. Also habe ich mich für Rohrzucker in geringer Menge entschieden. Mit Rohrzucker gibt es viele Rezepte der Hildegard von Bingen, deren Lehre ich überaus schätze.

Dann kommt das leidige Thema Übergewicht hinzu. Man hört und liest immer wieder, dass eine Gewichtsreduktion überall eine gute Therapie ist. Jedes Kilo weniger zählt! Auch davon kann ich selbst ein Lied singen!

Meine Güte, was habe ich mich selbst unter Druck gesetzt! Fast jeden Morgen der Blick auf die Waage, ob ich nicht schon ein paar Gramm mehr abgenommen hatte. Das ist allerdings Blödsinn, denn zu schnell abnehmen ist nicht gut für den Körper. Und einen Jo-Jo-Effekt, wie ich das bei diversen Diäten schon erlebt habe, den wollte ich ganz bestimmt nicht mehr.

Das „reizende" Übergewicht kann aber ebenfalls durch erbliche Faktoren entstehen. Die Veranlagung zu den zu vielen Kilos auf der Waage ist dann oft schon vorprogrammiert. Wir bekommen jedoch nicht das Übergewicht vererbt, sondern die Veranlagung

für eine Fettleibigkeit. Das soll jetzt keinesfalls ein Freifahrtschein für die Aufnahme von Unmengen an Nahrung sein, nein, das Übergewicht kann nur entstehen, wenn wir unserem Körper über einen längeren Zeitraum hinweg zu viel Energie, also zu viele Kalorien, zufügen. Doch wir Menschen können ohne Essen und Trinken nicht existieren. Das Dumme daran ist: Bleibt Energie übrig, dann speichert der Körper das in Fett ab. Eine schöne Bescherung, dabei möchte man einfach nur gut leben.
Mittlerweile habe ich über mehrere Jahre hinweg mehr als 20 Kilogramm abgenommen, aber ich bin noch nicht am Ziel, denn mein Kampfgewicht lag einmal bei 123 kg. Dass ich mein Gewicht von 62 kg aus der Jugendzeit nicht mehr erreichen werde, das ist mir klar, aber so 20 bis 30 Kilogramm möchte ich noch schaffen. Aber ich will nicht abnehmen, um anderen Menschen zu gefallen, sondern weil ich gesund sein will.
Wichtig ist, dass man sich kleinere Ziele setzt. Zum Beispiel: Ich möchte in diesem Monat 3 Kilogramm - und nicht gleich 10 Kilogramm - abnehmen. Jeder so, wie er mag und wie es für den jeweiligen Körper gut ist. Hier gilt, wie so oft, positiv denken und sich nicht unterkriegen lassen.
Wie gehe ich nun das Thema Bewegung an? Tanzen, Fahrrad fahren und Wandern, das sind beispielsweise Möglichkeiten, um in Bewegung zu bleiben. Bildlich muss man sich eben immer wieder vorstellen: Jedes Kilo an Gewicht verlieren, das reduziert die Krankheitsbildung.
Und vor allen Dingen ist bei dickeren Menschen die Gefahr von Herz-Kreislauf-Erkrankungen höher, denn sie leiden unter einer Überbelastung der Sehnen, Bänder und Knorpel (Arthrose). Mittlerweile spielt auch Arthrose bei mir eine Rolle, doch da will ich mich nicht unterkriegen lassen. Wenn die Bewegungstherapie zu schnell ist, dann muss ich eben einen oder zwei Gänge „runterschalten". Auch langsamer kommt man an sein Ziel!
Ein Zusammenspiel zwischen Ernährungsumstellung und Bewegung ist sicher ideal, denn durch Fasten alleine hält sich das Normalgewicht nicht dauerhaft. Es ist wichtig, für sich selbst das

rechte Maß zu finden. Das rechte Maß an Nahrung und das rechte Maß an Bewegung.

Es ist wie immer im Leben: Wo ist hier die goldene Mitte? Aber wer könnte den eigenen Körper besser kennen als wir selbst? Und jeder Körper ist anders und reagiert anders. Also kann ich nur den Rat geben auf die Signale, die Ihnen Ihr Körper sendet, zu achten. Wie zum Beispiel bei meinen diversen Unverträglichkeiten, da muss ich auch selbst darauf achten, was dem Körper gut tut und was nicht.

Und bitte nie vergessen: Jeder Tag ist ein neuer Tag und bietet neue Chancen. Mir ist das nicht gleich gelungen und ich weiß wie schwer das oftmals ist. Aber je mehr ich versucht habe, mir die ganzen Vorgänge im Körper zu verinnerlichen und was daraus entstehen kann bzw. schon entstanden war, dann geht das. Man kann immer dazulernen, immer wieder aufs Neue.

Den Ratschlag, weniger Kohlenhydrate zu essen, bekam ich von der Diätassistentin meines mich behandelnden Diabetologen. Das fand ich alles wirklich gut. Aufgrund meiner vielen Unverträglichkeiten musste ich jedoch bereits am Anfang so mancher Low Carb-Rezepte das Handtuch werfen. Nüsse, Hafer, Käse und Einiges mehr, da hatte ich keinen blassen Schimmer, wie ich das ersetzen sollte. Natürlich ist das nicht in jedem Low Carb-Rezept zu finden, aber trotzdem gestaltete sich die Umsetzung manchmal etwas schwierig. Es gab nur eine Option: Nicht aufgeben, weiter suchen.

Nun wollte ich ja weniger Kohlenhydrate essen, das hatte jedoch zur Folge, dass ich mehr eiweiß- und fettreiche Lebensmittel aß, wie zum Beispiel Wurst und Fleisch, obwohl ich gar kein Wurst- und Fleischfan bin. Nur so ganz vegan wollte ich mein Essen dann auch nicht gestalten. Wenn man mehr Eiweiß und Fette isst, so soll erreicht werden, dass der Körper seine Energie überwiegend aus Fetten und Eiweiß gewinnt, aber eben nicht aus dem Zucker. Klingt für einen Diabetiker plausibel. Hätte ich da nicht noch einige andere Baustellen zu beachten, wie zum Beispiel Darm, Leber, Galle, Nieren, Bluthochdruck und Cholesterin.

Daher machte ich mich erneut auf den Weg, diesen besagten goldenen Mittelweg zu finden. Die Rezepte, die dabei herausgekommen sind, finden Sie im späteren Rezeptteil wieder.
Wie ernähre ich mich als Diabetikerin denn nun richtig?
Gemüse sollte immer auf dem Speiseplan stehen, denn das beinhaltet viel Wasser und kaum Fett, also hat es weniger Kalorien (Energie). Nur Avocados und Oliven haben einen zu hohen Fettgehalt. Daher habe ich das nicht ausprobiert. Frisches Obst ist gesund. Das hätte ich auch gerne in Unmengen gegessen, nur stellte sich für mich das Problem dar, dass ich außer rotgelben Äpfeln, mittelreifen Bananen und Beeren nichts vertrug. Also galt für mich persönlich hier eine erneute Einschränkung. Aber sollte das ein Hindernis darstellen? Nein, es gibt im Rezeptteil entsprechende Rezeptmöglichkeiten.
Nun fing ich an, etwas Wurst zu essen, da diese eiweißhaltig ist, nicht übertrieben, sondern in Maßen. Es musste immer darauf geachtet werden, dass diese Wurst fettarm war, denn zu viel Fett machte meinem Verdauungstrakt zu schaffen. Sülze zum Beispiel war allerdings in Ordnung.
Da Fisch ebenfalls gesund ist, führte ich 2 x pro Woche das Fischessen ein.
Vollkornbrot ist gut, da es ballaststoffreich ist. Auf Weizen, Roggen, Hafer und mehr habe ich alleine durch meine Unverträglichkeiten verzichtet.
Sollten Sie Heißhunger auf Süßigkeiten bekommen, dann stoppen Sie sich selbst rechtzeitig. Bitte immer daran denken: Süßigkeiten sind nicht nur süß, sondern auch fettreich.
Anfangs ist mir das sehr schwer gefallen, das gebe ich ganz offen zu. Aber man muss eben rechtzeitig den sogenannten Schalter wieder herumdrehen.
Gebratenes vertrug ich durch meine Leber- und Gallenprobleme nicht so gut, also entschied ich mich vorwiegend für das Dünsten. Schonende Garmöglichkeiten sind ebenfalls das Grillen und der Römertopf.

Nun ist es für einen Diabetiker wichtig, einen erfahrenen Diabetologen an seiner Seite zu haben. Die regelmäßigen Fußuntersuchungen beispielsweise sind unerlässlich, denn man kann bei einer Messung der Nervenleitgeschwindigkeit bereits mögliche Nervenschäden feststellen.
Die vierteljährlichen Untersuchungen beim Hausarzt laut DMP-Programm = Disease Management Programme (struktuiertes Behandlungsprogramm der Krankenkasse für Versicherte mit chronischen Erkrankungen) ist zwar oft lästig, aber auch hilfreich.
Mein Zahnfleisch war Gott sei Dank in Ordnung, denn Diabetiker erkranken häufiger an Paradontitis als Nicht-Diabetiker. Durch die zu hohen Blutzuckerwerte arbeitet das Immunsystem nicht so gut und Bakterien werden schlechter abgewehrt.
Ob es nun mit der Diabetes mellitus Typ 2 - Erkrankung zusammenhing oder nicht, ich bekam ab und an Blaseninfekte. Diabetiker haben häufiger Blaseninfekte, denn der zu hohe Zuckeranteil im Urin begünstigt die Vermehrung von schädlichen Bakterien in der Blase. Mir haben Cranberries (in Form von reinem Muttersaft) immer gut geholfen. Pur schmeckte das allerdings eher ekelhaft, so habe ich den Muttersaft mit Wasser gemischt.
Was konnte ich sonst noch tun, um mit der Zuckerkrankheit besser zu leben bzw. zu gesunden?
Es werden immer wieder Hafertage empfohlen. Wer natürlich auf Hafer reagiert, so wie ich, der muss auch darauf verzichten und andere Wege suchen.
Da Brombeeren den Blutzucker regulieren sollen, habe ich hier eine gute Möglichkeit für eine Zwischenmahlzeit gefunden. Dank des Fernstudiums in praktischer Homöopathie bei ILS Institut für Lernsysteme GmbH hatte ich mich mit dem Thema **Stoffwechsel** bereits auseinandergesetzt. Was bedeutet Stoffwechsel eigentlich?
Mit der Nahrungsaufnahme beginnen alle Stoffwechselprozesse. Der Stoffwechsel ist die Gesamtheit der chemischen Prozesse, die in unserem Organismus ablaufen.

Pflanzliche und tierische Produkte sind unsere Nahrungsmittel. Enthalten sind hier die Nährstoffe (Eiweiß, Fette und Kohlenhydrate), Salze, Vitamine und Wasser.
Eiweiße (Proteine) sind wasserunlöslich. Es sind riesige kettenförmige Moleküle, die aus 300 und mehr Untereinheiten, den sogenannten Aminosäuren, bestehen. Eiweiß ist durch keinen anderen Nährstoff zu ersetzen und muss daher mit der Nahrung aufgenommen werden.
Kohlenhydrate stellen die Gruppe der organischen Verbindungen dar und bestehen nur aus den Elementen Kohlenstoff (C), Wasserstoff (H) und Sauerstoff (O). Je nach der Größe und der gebildeten Struktur der aus diesen Elementen zusammengesetzten Moleküle unterscheiden wir Zucker, Stärke und Zellulose.
Die Zucker sind die am einfachsten gebauten Kohlenhydrate. Man unterscheidet Einfachzucker (= Monosaccharide), zum Beispiel Traubenzucker (= Glukose), den Fruchtzucker (= Fruktose) und den Schleimzucker (= Galaktose) sowie die Doppelzucker (= Disaccharide). Zu den Doppelzuckern gehören zum Beispiel der Rohrzucker (ein Molekül Glukose, ein Molekül Fruktose), der Milchzucker (zwei Moleküle Glukose) und der Milchzucker (ein Glukose- und ein Galaktose-Molekül). Wichtig für den Stoffwechsel ist, dass alle Zucker wasserlöslich sind. Sie brauchen für den Transport zu den Zellen nicht erst in kleine Bausteine zerlegt zu werden.
Meine Güte, was man nicht so alles über seinen Körper erfährt? Man muss sich nur einmal vor Augen halten, was unser Körper alles täglich so für uns leistet. Das ist enorm.
Neben den Kohlenhydraten, die ich aufgrund meiner Diabetes-Erkrankung ja nicht so zu mir nehmen sollte, beschäftigte mich auch das Thema Fette. Manchmal wagt man gar nicht darüber nachzudenken, wieviel Fett in einer so leckeren Mahlzeit oder einer Nascherei steckt.
Die Fette sind aus den gleichen chemischen Elementen aufgebaut wie die Kohlenhydrate. Sie unterscheiden sich nur durch ein anderes Verhältnis der einzelnen Elemente. Unser Körper ist in der Lage, beim Auf- und Umbau körpereigener Substanzen

Zucker in Fette und Fette in Zucker umzuwandeln. Also stellt man sich bei jeder Süßigkeit am besten vor, dass das gleich zu Fettansatz führt. Mir fällt spontan dazu das berühmte Hüftgold ein!

Der Mensch benötigt außer den organischen Substanzen noch sogenannte anorganische Stoffe, wie zum Beispiel Wasser und Mineralien (Salze). Die Salze sind unentbehrliche Bausteine in bestimmten Geweben wie Knochen und Zähne.

In den Salzen des Organismus sind größere Mengen enthalten von Calcium, Phosphor, Natrium, Magnesium und Chlor. In Spuren finden wir Eisen, Kupfer, Mangan, Jod und Fluor als Beispiel.

Für die Deckung des Mineralstoffhaushalts wird eine vielseitige, abwechslungsreiche, gemischte Kost aus tierischen und pflanzlichen Nahrungsmitteln empfohlen.

Wichtig sind Vitamine. Sie sind für Menschen und Tiere lebensnotwendig. In unserem Körper spielen Vitamine eine große Rolle. Durch sie werden einige im Körper produzierte Enzyme erst wirksam.

Die wichtigsten Vitamine sind: Vitamin A (für Haut, Wachstum, Erhaltung der Sehschärfe), Vitamin B (für die Funktion des Nervensystems und für verschiedene Stoffwechselprozesse), Vitamin C (gegen Frühjahrsmüdigkeit und gegen Anfälligkeit von Infektionskrankheiten), Vitamin D (z. B. für die Knochenbildung).

Was ich mich gefragt habe, ist die Tatsache: Was ist denn nun mit allen wasserunlöslichen und wasserlöslichen Stoffen? Wo gehen die denn hin? Was passiert da in unserem Körper?

Die Antwort darauf ist: Die Verdauungsorgane sind die Organe im Körper, die mithelfen, körperfremde, wasserunlösliche Stoffe in wasserlösliche umzuwandeln. Also der arme Verdauungstrakt, der muss wirklich manchmal Schwerstarbeit leisten! Aber auf dieses Thema Darm, Leber und Galle komme ich später in einem anderen Kapitel noch einmal zurück.

Vor allem bei älteren Menschen ist es aber so, dass sich der Stoffwechsel verlangsamt und nicht mehr genügend Vitalstoffe aufnehmen kann.

Beim verlangsamten Stoffwechsel nimmt die Muskelmasse ab. Man bewegt sich im Alter wahrscheinlich weniger, verbrennt dadurch nicht mehr so gut die Kalorien.
Was ich - und wahrscheinlich viele andere Menschen auch - leider nicht außer Acht lassen darf: Medikamente können den Fettstoffwechsel hemmen und das Hungergefühl fördern.
Also schauen Sie sich bitte genau den Beipackzettel für das einzunehmende Medikament an! Ich musste lernen, dass das doch manchmal sehr hilfreich sein kann. Nun bin ich keinesfalls jemand, der sich diese Produktinformationen durchliest und sagt: Nun bekomme ich das und das. Nein, das ist ganz sicher nicht der Fall.
Nicht ausschließen kann man bei der Verlangsamung des Stoffwechsels die Schilddrüse. Ob die Schilddrüse erkrankt ist, kann man beim jährlichen Bluttest des Hausarztes feststellen. Hier bitte auf den sogenannten TSH basal-Wert achten. TSH ist ein in der Hirnanhangdrüse (Hypophyse) produziertes Hormon.
Doch was können wir selbst tun, um den Stoffwechsel anzukurbeln?
Hier habe ich mich für die Ernährungsumstellung entschieden, sprich: Mehr Obst und Gemüse gegessen. Und das Trinken nicht vergessen: Mindestens 2 Liter pro Tag sollten es sein. Am besten ist stilles Wasser.
Um den Säure-Basen-Haushalt auszugleichen, habe ich ab und zu eine ca. 6-Wochen-Kur mit einem Basenpulver aus der Naturmedizin gewählt. Das hat mir immer gut geholfen.
Zur Entspannung habe ich ganz einfach Musik, die mir gefällt, gehört. Das kann auch einfach eine CD mit Meeresrauschen sein. Wasser ist eh mein Element. Sitze ich am Wasser, kann ich mich sehr gut entspannen und es tut der Seele einfach gut. Tai Chi soll gut sein und zudem auch noch bei Diabetes beispielsweise helfen. An diese Art der Entspannung werde ich mich ganz sicher noch einmal heran wagen.
Wie bei allem zuvor gilt: Genießen Sie, genießen Sie alles, Ihr Essen und das Leben!

Allerdings musste ich mir immer wieder die Frage stellen: Sind Zwischenmahlzeiten gut und sinnvoll? Bei den Diätschulungen, die ich damals mit meinem Vater zusammen besucht habe, wurden fünf kleine Mahlzeiten am Tag vorgeschlagen. Mir selbst wurden aber nur drei Hauptmahlzeiten als Empfehlung mit auf den Weg gegeben. Was war nun richtig?

Nun, die Mahlzeiten morgens, mittags und abends sind normal. Nach reiflicher Überlegung habe ich mich dann dazu entschieden, ab und zu Zwischenmahlzeiten in meinen Tagesplan mit aufzunehmen. Natürlich war und ist mir dabei bewusst, dass Zwischenmahlzeiten dazu führen können, dass der Körper ständig Insulin produziert.

Aber ich habe auch festgestellt, wenn ich mir alles verbiete, es dazu führt, dass ich mich wieder im Kreis drehe und wieder zu Speisen greife, die ich besser aus meinem Körper lassen sollte.

So esse ich am Sonntag gerne meinen selbstgebackenen Heidelbeerkuchen.

Manchmal ist es aber natürlich besser, einfach ein Glas Wasser zu trinken, denn oft ist das Hungergefühl eben nur ein Gefühl und kein wirklicher Hunger.

Wenn ich heute esse, dann frage ich mich oft, wie nahrhaft genau diese Mahlzeit, die gerade vor mir steht, für mich persönlich ist. Selbst wenn es nicht immer leicht fällt, aber positives Denken kann hier ebenfalls der Schlüssel zum Erfolg sein. Nur nicht gleich aufgeben.

Was passiert im Verdauungstrakt?

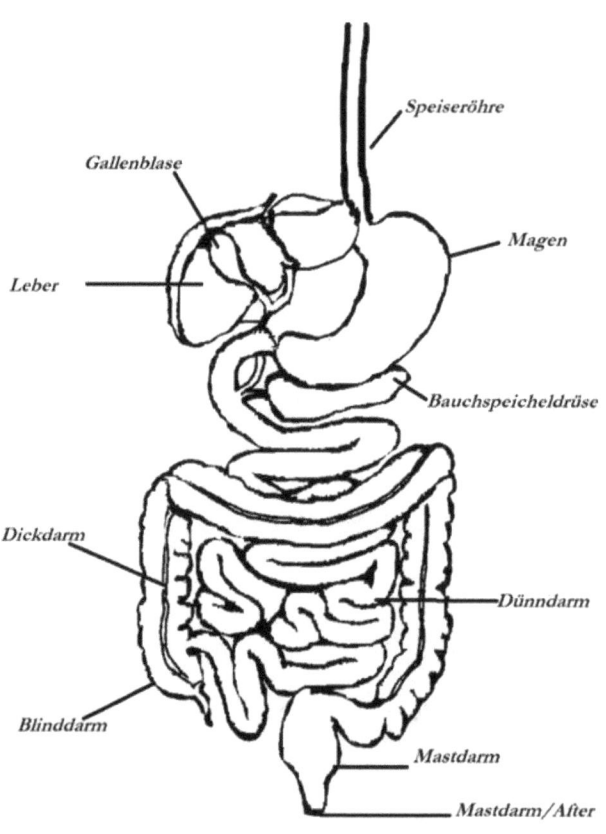

Alles ist im Körper miteinander verbunden und dabei spielt der Darm eine ganz entscheidende Rolle. Das Wichtigste vorweg: Bei allen Krankheiten ist eine Darmsanierung zu empfehlen, denn im Darm sitzt die Hauptstelle für Erkrankungen jeglicher Art. Das musste ich selbst feststellen.

Als ich damals Probleme mit meinem Verdauungstrakt bekam, war ich förmlich am Boden zerstört. Es zehrte einfach an meinem Körper, und das war nicht gerade lustig.

Gott sei Dank stieß ich damals auf ein Buch von Herrn Dr. Wighard Strehlow „Die Ernährungstherapie der Hildegard von Bingen". Dieses Buch war für mich Gold wert. Es half mir, meine Darmprobleme in den Griff zu bekommen. Schon Hildegard von Bingen war der Meinung, dass die meisten Krankheiten ihren Ursprung im Darm haben und sogar durch seelische Konflikte entstehen. Wie Recht sie hatte!

An dieser Stelle möchte ich Ihnen Hildegard von Bingen kurz vorstellen: Hildegard von Bingen wurde 1098 geboren. Sie gründete ein Kloster und schrieb mehrere Bücher. 1179 verstarb Hildegard von Bingen. Etwa 1300 Jahre nach Hippokrates (griechischer Arzt) beschrieb sie einen Zusammenhang zwischen Ernährung und Gesundheit.

Nun machte ich mich auf den nächsten Weg, um neben den wertvollen Informationen aus diesem Buch und dem Lernstoff aus dem Homöopathiestudium, den Verdauungstrakt - und die Vorgänge darin - besser zu verstehen.

Erste Anlaufstelle für unser Essen ist das Verdauungsorgan Darm. Egal, ob wir nun falsch essen, zu wenig Bewegung haben oder einfach gestresst sind, es wirkt sich ungesund auf den Darm aus. Die Darmflora wird angegriffen und das Immunsystem gestört. Daraus können nicht nur Allergien, Nahrungsmittelunverträglichkeiten, sondern auch andere Krankheiten entstehen. Ebenfalls besteht die Möglichkeit, dass sich Parasiten und Darmpilze bilden.

Nun müssen wir Menschen allerdings essen, sonst können wir gar nicht existieren. Die Nahrung enthält alle wichtigen Be-

standteile wie Kohlenhydrate, Eiweiße, Fette, Vitamine, Mineralstoffe und Wasser. Das Verdauungssystem entzieht der Nahrung diese Stoffe und macht sie dem Körper verfügbar.
Was geht dann so alles in uns vor? Der obere Verdauungstrakt besteht aus Mundhöhle, Schlund, Speiseröhre und Magen. Der untere Verdauungstrakt ist unterteilt in Dünndarm, Dickdarm und Mastdarm.
Die Verdauungsdrüsen dienen dem Verdauungsprozess und dem Stoffwechsel, indem sie verschiedene Verdauungssäfte produzieren, und das spielt sich wie folgt ab:
Die Speicheldrüsen produzieren den Speichel. Die Drüsen der Magenwand produzieren die Magensäure. Die Bauchspeicheldrüse produziert den Bauchspeichel und das Insulin. Die Leber, die größte Drüse, produziert die Gallenflüssigkeit und die Drüsen der Darmwand produzieren die Darmsäfte.
Die Verdauung beginnt schon durch das Kauen im Mund. Der eingespeichelte Speisebrei passiert durch den Kehlkopf und wird durch die Speiseröhre in den Magen transportiert. Durch den sogenannten Magenpförtner gelangt die Nahrung weiter in den Dünndarm.
Die Bauchspeicheldrüse (Pankreas) ist etwa 20 cm lang, sie liegt an der Rückwand des Bauchs hinter dem Zwölffingerdarm. Sie gibt durch einen Ausführungsgang den Pankreassaft ab, dessen Enzyme von wesentlicher Bedeutung für den Abbau der Eiweiße, Fette und Kohlenhydrate sind. Die Bauchspeicheldrüse produziert zwei Hormone, das Insulin und das Glucagon. Diese Hormone werden in den Blutkreislauf abgegeben und für den Zuckerstoffwechsel benötigt.
Was sehr wichtig ist, ist die Tatsache, dass der größte Teil des Immunsystems sich im Darm befindet. Viele Abwehrreaktionen des Körpers sind von einem intakten Immunsystem abhängig. Wir dürfen also nie vergessen, wieviel unser Darm zu leisten hat. Massen an Bakterien befinden sich in unserem Dickdarm, die für eine gesunde Verdauung und ein gesundes Immunsystem erforderlich sind. Diese gesunde Bakterienansiedlung nennt man auch Darmflora. Wird diese Darmflora gestört, wie zum Beispiel

durch Antibiotikum, dann wird das Immunsystem in Mitleidenschaft gezogen. Der Organismus wird anfälliger für krankheitserregende Viren, Bakterien oder Pilze.

Nun möchte ich nicht unerwähnt lassen, dass man sicher für einige Krankheiten Antibiotikum nehmen muss. Mit Sicherheit ist das manchmal die einzige Behandlungsmöglichkeit. Jedoch kann ich aus eigener Erfahrung nur sagen, dass bei mir durch Antibiotikum Vieles ins durchaus Negative gebracht wurde. Und nicht nur bei mir. Leider musste ich auch erleben, dass bei jeder sich bietenden Gelegenheit Antibiotikum gegeben wurde und das kleine Wesen dann genau zu dem Zeitpunkt resistent gegen dieses Mittel geworden war, als es am Dringendsten dieses Medikament gebraucht hätte. Aber das sind nur meine persönlichen Erfahrungen, das muss nicht zwingend bei jedem so sein.

Hier gilt – wie überall – jeder Körper reagiert anders und sicher entscheidet auch das Krankheitsbild.

Bei mir selbst kam es oft zu Durchfall (Diarrhoe). Durchfall entsteht durch eine entzündliche Reaktion des Dünn- und Dickdarms, die zu vermehrter Flüssigkeitsabsonderung und gesteigerter Darmbewegung (Peristaltik) führt. Mithilfe des Durchfalls will der Organismus schädliche Stoffe und Krankheitserreger schnell ausscheiden. Bei Durchfall ist immer auf genügend Flüssigkeits- und Elektrolytzufuhr zu achten. Pflanzliche Wirkstoffe wie Heidelbeeren haben mir geholfen und Nux vomica (in Tropfenform, Potenzierung D 6) war oft ein sehr hilfreiches Naturheilmittel für mich. Es gibt noch andere Möglichkeiten wie die Einnahme von Globuli oder Tabletten, und auch D 12 und noch höhere sogenannte Potenzen. Aber das sollte ganz nach Ihrem Befinden und Krankheitsbild der behandelnde Arzt oder Heilpraktiker entscheiden.

Fenchel hilft gut, denn eine Abkochung von Fenchel wirkt krampflösend und entgiftet den Magen-Darm-Kanal, hemmt abnorme Gärung und wirkt durchblutungsfördernd auf die Beckenorgane der Frauen.

Ein Aufguss der frischen oder getrockneten Kamille – sofern man hierauf nicht allergisch reagiert – hat eine entzündungshemmende, heilende Wirkung, ist krampflösend auf Verdauungs- und Beckenorgane und wirkt entblähend.
Leber- und Gallentätigkeit werden durch einen Aufguss von Pfefferminze angeregt. Der Tee macht die Magenschleimhaut unempfindlich, dadurch ist dies gut bei Übelkeit und Brechreiz. Er wirkt entspannend und beruhigend auf die Verdauungsorgane.
Gegen übermäßige Schweißabsonderung und Magenschleimhaut wirkt ein (Tee-) Aufguss aus Salbei. Er hat auch eine allgemein entspannende und beruhigende Wirkung.
Bei krampfartigen, infektiösen Magen- und Darmerkrankungen und bei entsprechenden Zuständen der Blase und Niere zeigt ein Aufguss von Thymian krampflösende und desinfizierende Wirkung. Bei einem Kropfleiden sollte dieser Aufguss jedoch nicht angewandt werden.
Neben dem Durchfall gibt es dann noch das Gegenstück, die Verstopfung. Hauptsächlich entsteht dies wieder durch falsche Ernährung und zu wenig Bewegung. Aber Verstopfung könnte zum Beispiel zu Hämorrhoiden führen. Es gibt zwar Hamamelissalben hierfür, aber in erster Linie ist auch hier wieder die Ernährung der erste Gesichtspunkt, den man besser ändern sollte. Viele Menschen greifen dann direkt zu Abführmitteln, und das ist gar nicht nötig, denn es gibt viele andere natürliche Mittel, um der Verstopfung beizukommen. Zum Beispiel hat mir geholfen, morgens ein Glas lauwarmes Wasser zu trinken oder 1 Teelöffel Apfelessig ins Glas stilles Wasser zu geben. Und natürlich tagsüber sowieso 2 Liter stilles Wasser trinken, auf ballaststoffreiche Ernährung achten, wie beispielsweise Obst, frisches Gemüse und Vollkornbrot. Und last but not least: Die körperliche Bewegung. Dazu gehören unter anderem Gymnastik, schnelles Gehen, Körperübungen und Yoga.
Aber der Darm kann – wie auch andere Organe – auf bestimmte Stoffe allergisch reagieren. Auf das Thema Nahrungsmittelunverträglichkeiten komme ich später noch einmal zurück.

Und der seelische Aspekt spielt bei Darmproblemen eine große Rolle, das habe ich am eigenen Körper erfahren müssen. Man sagt nicht umsonst, dass einem alles auf den Darm schlägt. So komisch das jetzt klingen mag, aber Stress und Anspannungen können Blähungen und Völlegefühl erzeugen. Man darf diese Signale des Körpers aber nicht auf die leichte Schulter nehmen, denn Darmprobleme können zusätzlich stressen.
Mir fiel auf, dass ich immer mehr auf Milchprodukte reagierte und es danach immer wieder zu Verdauungsproblemen kam. Also entschied ich mich, nur ab und an auf laktosefreie Milch zurückzugreifen.
Aber was ist mit so vielen Blähungen, die viele Menschen tagtäglich quälen? Gase entstehen durch Bakterien im Dickdarm, wenn sie sich über bestimmte Nährstoffe, wie zum Beispiel Zucker, hermachen. Wer unter Laktose- oder Fruktose-Unverträglichkeit leidet, kennt dieses Problem. Die süßen Teile werden im Dünndarm nicht ausreichend aufgespalten und verwertet. So entsteht dann der Blähbauch.
Bei Brot, Hülsenfrüchten, Pflaumen, Weintrauben, Weißkohl, Weißkraut und Zwiebeln bekam ich regelmäßig Probleme, bis ich sie dann letztendlich aus meinem Ernährungsplan gestrichen habe.
Allerdings reagierte mein Darm heftig auf Rohkost, und ich las, dass viele Rohköstler ständig unter Darmgasen (Fäulnisgasen) leiden. Also verzichtete ich auf Rohkost, denn als ich einmal Fenchelsalat aß, hat es mich im Nachhinein ziemlich im Darm „zerrissen". Um den Druck und die Krämpfe in meinem Darm zu verhindern, verbannte ich also auch Rohkost aus meinem Speiseplan.
Doch wie können wir erreichen, dass wir unseren Darm wieder von Schadstoffen reinigen?
Kümmel kann ich empfehlen, das hat mir schon als Kind gut geholfen.
Leinsamen und Kleie sind sicher gut, aber auch da musste ich passen, denn diese beiden Möglichkeiten zerfetzten mich innerlich.

Ein ganz wichtiger Faktor ist und bleibt das Trinken, auch wenn man keinen Durchfall oder andere Beschwerden hat. Acht Gläser Wasser (2 Liter) können gut auf den Tag verteilt werden. Es sorgt nicht nur für einen Verdauungsvorgang, sondern leitet auch Gifte aus dem Körper aus.

Die Mahlzeit richtig kauen ist ein weiterer wichtiger Aspekt. Oft schlingen wir das Essen nur so runter, sei es aus Zeitnot oder weil wir Heißhunger haben. Das ist leider falsch! Man soll langsam und genüsslich essen und kauen. So können lästige Blähungen zum Beispiel ausbleiben, wenn vorher richtig gekaut wurde. Natürlich ist hier wichtig, dass der Kauapparat (= unsere Zähne) in Ordnung ist.

Die Ernährungsumstellung auf Obst, Gemüse und Dinkel war für mich ganz persönlich die beste Entscheidung, meinen Darm zu beruhigen.

Fenchel, ob nun als Gemüse, Öl oder Tee ist gut bei Darmproblemen. Es gibt auch hochwirksame Fencheltabletten. Aber da bitte, wie so oft, auf die Zusammensetzung achten! Ist zum Beispiel Maltodextrin (100 % Zucker) enthalten, könnte es zu Schwierigkeiten kommen. Daraus entstanden jedenfalls bei mir erneute Darmprobleme.

Tanzen hat sich bei mir gut bewährt, um den Bauch und das Becken zu trainieren. Das wirkt sich direkt auf die Verdauungsorgane aus.

Auch ein geriebener Apfel oder Apfelmus zum Frühstück brachte meine Verdauung in Schwung.

Kommen wir nun zu einem anderen netten Organ, das mir sehr viel Kummer bereitet hat: Die **Leber.**

Die Leber des erwachsenen Menschen wiegt etwa eineinhalb Kilogramm und ist das größte Drüsenorgan des Menschen mit einer Vielzahl an Funktionen. Sie produziert Gallenflüssigkeit, die in der Gallenblase gespeichert und an den Zwölffingerdarm abgegeben wird. Die Gallenflüssigkeit dient vor allem zur Verdauung der Fette. Die Leber baut außerdem Giftstoffe (= Toxine) ab, die vom Darm zusammen mit den Nährstoffen aufgenommen wurden. Sie speichert Zucker, um ihn danach allmählich ans Blut abzugeben.

Alles, was wir essen und trinken, gelangt über die Dünndarmschleimhaut in die Pfortader und mit dem Blutstrom in die Leber. Demnach ist die Leber ständig aktiv, muss die Giftstoffe aus unserem Körper filtern und unschädlich machen.

Natürlich spielt auch Stress hier wieder eine große Rolle, das kann ich nur aus eigener Erfahrung bestätigen. Der gesamte Organismus wird belastet. Das ist kein Wunder, denn die Leber ist unser wichtigstes Entgiftungsorgan! Man mag sich kaum vorstellen, was dieses Organ so alles für uns verarbeitet.

Leider musste ich selbst spüren, wie es ist, eine Fettleber zu haben, obwohl ich keinen Tropfen Alkohol trank. Es sei nun dahingestellt, aus welchen Gründen man Probleme mit der Leber erhält, ob nun durch falsches Essen, Trinken oder eventuell sogar durch falsche Medikamente. Das Letztere kann ich für mich persönlich leider nicht ausschließen. Es spielen sicherlich einige Faktoren eine Rolle.

Einmal pro Jahr werden meine Leberwerte beim Hausarzt überprüft. Das sind beispielsweise die Blutwerte GGT, GOT und/oder GPT. Neuerdings lasse ich mir immer eine Kopie der Blutwerte vom Arzt aushändigen, dann kann ich zu Hause in aller Ruhe nachprüfen, ob die Werte im Normalbereich liegen oder mit einem möglichen Plus oder Minus versehen sind.

Sicher gibt es auch bei Leberschädigungen Arzneien, die helfen. Keine Frage. Aber wie kann man selbst mit natürlichen Produkten dazu beitragen, die Leber wieder in Schwung zu bringen?

Von Zeit zu Zeit nehme ich ja für ca. 6 Wochen Basenpulver (aus der Naturmedizin) ein, denn eine basische Ernährung hilft auch meiner Leber.

Artischocken, Auberginen, grüne Bohnen, Brokkoli, Fenchel, Karotten, Kartoffeln, Radieschen, Rote Bete, Spargel, Spinat, Tomaten und Zucchini habe ich mit in meinen Ernährungsplan aufgenommen.

An basischen Getränken nehme ich immer Wasser und grüne Smoothies. Zum stillen Wasser füge ich dann mindestens einmal täglich 1 Teelöffel Apfelessig hinzu.

Ein Aufguss von getrockneten Apfelschalen (10 Minuten ziehen lassen) wirkt gegen Leber- und Nierenerkrankungen und ist durststillend.

Auf die Tätigkeit der Verdauungsdrüsen, besonders der Leber, wirkt ein Aufguss aus Schafgarbe anregend, entzündungshemmend und entspannend.

Wie schon beschrieben, wandern die Speisen zuerst in den Darm und dann über die Pfortader in die Leber. Ist aber die Darmflora - wie in meinem Fall - angegriffen, so kann diese nicht ordnungsgemäß geschützt werden. Im Darm können sich schädliche Bakterien und Pilze bilden. Gelangen diese Gifte in die Leber, dann wird dieses wichtige Organ geschwächt.

Zur Darm- und damit auch Leberreinigung bekam ich als Empfehlung eines Arztes ein sogenanntes Probiotikum genannt, aber das habe ich leider nicht vertragen.

Dafür vertrug ich die Artischocke sehr gut. Sie regt die Leber an, mehr Gallenflüssigkeit zu produzieren, abfließen zu lassen und die Verdauung anzuregen. Es gibt verschiedene Produkte, ob frisch gekauft oder in Gläsern abgepackt, eventuell auch als Saft. Die Bitterstoffe der Artischocke wirken sich gut auf den Organismus aus und es ging mir danach schon besser.

Ein weiteres Organ bereitete mir Probleme: Die **Galle**.

Sie ist ein bitteres, grünlich-gelbes Lebersekret und wird bei Bedarf aus der Gallenblase in den Dünndarm abgegeben. Die in der Galle enthaltene Gallensäure fördert die Fettverdauung, indem sie die wasserunlöslichen Fette in feinste Tröpfchen zerteilt (=emulgiert). Meine Güte, manchmal ist es schwer vorstellbar, was alles so in unseren Körpern blubbert.

Wie oft sagt man, dass einem sprichwörtlich die Galle überläuft? Das passiert sicherlich oft im Leben. Man ärgert sich über dies und das, da ist das „Galle überlaufen" schon vorprogrammiert. Also erneut das Thema: Am besten Stress und Ärger vermeiden. Das ist sicher nicht so ganz einfach in der heutigen Zeit.

Wie bei der Leber, so ist auch hier 2 Liter stilles Wasser pro Tag trinken ein gutes Mittel, denn so spült man nicht nur die Leber durch, sondern verdünnt die Gallenflüssigkeit, die eindicken und somit Gallensteine bilden könnte.

Durch meine Leber- und Gallenprobleme habe ich meistens Gebratenes und zu fettes Essen gemieden. Ansonsten zeigte mir das Druckgefühl im rechten Oberbauch, dass diese Speisen für mich ungeeignet waren.

Leinsamen-Leinen-Umschläge, die ich aus dem wunderbaren Buch von Herrn Dr. Wighard Strehlow kannte, haben mir oft geholfen. 3 Esslöffel Leinsamen habe ich dann in ca. 1 Liter Wasser für etwa 3-4 Minuten gekocht, die Masse durch ein Sieb gepresst und sie auf ein Leinentuch gebracht. Dieses Tuch habe ich etwa eine Stunde auf meinen Gallenbereich gelegt.

Um der Hektik des Alltags ein wenig zu entfliehen, ist die Entspannung des Körpers auch beim Thema Galle nicht außer Acht zu lassen. Die Anspannung ist groß, egal, ob nun durch Arbeit, durch Haushalt, was auch immer einen belastet, man vergisst oft, auf sich selbst und seinen Körper zu achten.

Sich einfach fallen lassen, alles um sich herum vergessen, Musik zur Entspannung hören oder meditieren, dass tut unserer Seele sicher immer gut.

Wir sollten auf die Signale unseres Körpers hören. Auch ich habe das am Anfang nicht getan. Nicht umsonst klagen viele Menschen über Kopfschmerzen, Tinnitus oder ähnliche Beschwerden. Der Stress und der Alltag haben uns dann voll im Griff.

Um den Gesamtstoffwechsel anzuregen, versuche ich so oft wie möglich Gymnastik zu machen oder einfach nur nach Lust und Laune zu Tanzen. Der gute Nebeneffekt ist, dass man dann genau das tut, was einem immer so nett mit auf den Weg gegeben wird: Sich bewegen.

Nieren, Blutdruck und Cholesterin

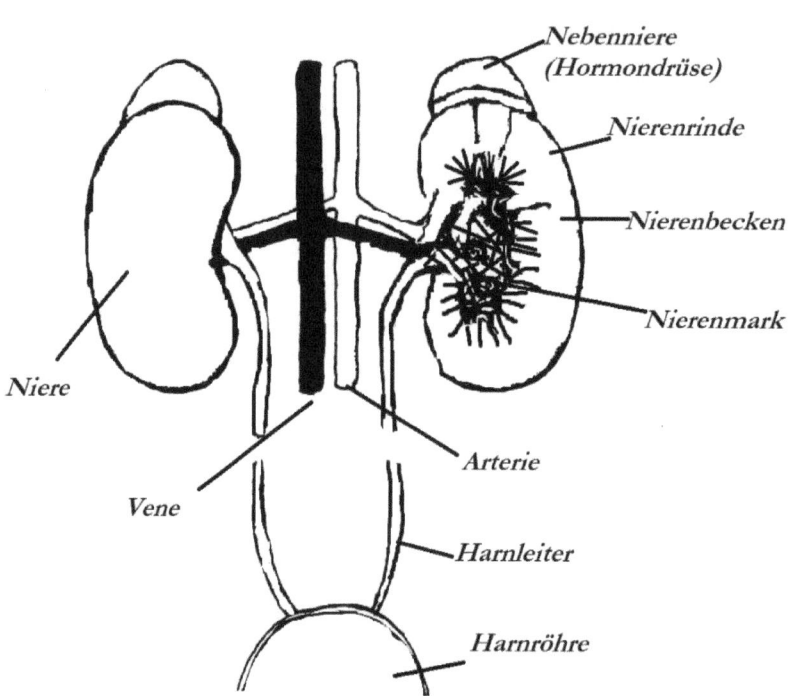

Der Gang zum Nephrologen wurde irgendwann unausweichlich. Mein Kreatinin-Wert war etwas über dem Normalwert, der kleiner als 1,3 mg/dl sein sollte und der GFR-Wert (Glomeruläre Filtrationsrate, zeigt, wie gut die Nieren arbeiten), der im Normalbereich bei größer als 60 ml/min liegt, war zu niedrig. Diese Wertangaben sind - wie sämtliche Laborwerte - von Labor zu Labor verschieden und nur Richtwerte.

In meinem Fall blieb der Kreatinin-Wert erhöht. Lange hatte ich mich dagegen gesträubt, dass ich noch einen weiteren Arzt aufsuchen sollte. Aber es war gut so. Er stellte beispielsweise den enormen Vitamin D-Mangel bei mir fest, der nicht ganz unerheblich für meine gesundheitlichen Probleme war. Daher kann ich jedem nur raten, sich mit seiner Ärztin/seinem Arzt darüber zu beraten, ob ein Vitamin D-Mangel besteht. Ein einfacher Bluttest bringt schon Aufschluss darüber und kann für jeden von uns wichtig sein. Es hängen sehr viele Krankheiten hiervon ab.

Und noch etwas habe ich dort gelernt, auch der Blutdruck spielt bei Nierenproblemen eine Rolle. Also musste ich mich mit dem Thema Nieren und Bluthochdruck mehr auseinandersetzen.

Die Nieren filtern das Blut und scheiden Harnstoff, Kochsalz, Harnsäure und andere für den Körper brauchbare Stoffe mit dem Urin aus. Sie regulieren den Wasserhaushalt und das Elektrolyt- und Säure-Basen-Gleichgewicht, auf denen alle biochemischen Reaktionen im Organismus beruhen.

Unser gesamtes Blut fließt jede Stunde 20mal durch die Nieren. Das sind pro Tag 1500 Liter Blut. In über zwei Millionen Nierenkörperchen (= Nephrone) wird das Blut filtriert. Anschließend wird die meiste Flüssigkeit des Filtrats wieder aufgenommen, so dass die Abfallstoffe nur noch in wenig Wasser gelöst als Urin zurückbleiben. Dieser wird im Nierenbecken aufgefangen und durch die Harnleiter in die Blase weitergeleitet. Unsere Nieren müssen also Höchstleistungen pro Tag erbringen.

Es gibt noch die Nebennieren, die den oberen Pol der Nieren bedecken und eine Vielzahl von Hormonen produzieren, die den

Salz- und Wasserhaushalt, die Funktionen der Geschlechtsorgane, Stressreaktionen und viele andere Körperfunktionen mithilfe des vegetativen Nervensystems regulieren.
Bei Nierenfunktionsstörungen kann es beispielsweise sogar zu Wasseransammlungen (Ödemen) und erhöhtem Blutdruck kommen.
Wie bei allen möglichen Erkrankungen bekam ich hier ebenfalls wieder den Hinweis, genügend zu trinken, am besten mindestens 2 Liter (stilles Wasser) pro Tag.
Kommen wir nun zum leidigen Thema **Bluthochdruck.** Da musste ich meine ganz eigenen Erfahrungen bezüglich Tabletten machen, denn es tauchten hier bei mir ebenfalls Unverträglichkeiten auf. Änderte sich die Medikation, so konnte es durchaus passieren, dass es mir nach der Einnahme der neuen Tabletten nicht besonders gut ging. Das konnte sich im permanenten Unwohlsein zeigen oder ich hatte Herzrasen und innere Unruhe. Mittlerweile war ich nun absolut kein Fan mehr davon, so frei nach dem Motto: Tabletten rein und alles ist super. Natürlich braucht man für gewisse Erkrankungen Medikamente, das stelle ich keineswegs in Frage oder zur Debatte. Nur muss auch hier darauf geachtet werden, dass der Patient diese verträgt und nicht noch mehr Probleme geschaffen werden. Da ist manchmal Fingerspitzengefühl und Geduld angesagt. Jeder Körper reagiert eben anders.
Doch was passiert, wenn der Blutdruck zu hoch steigt?
In den Blutgefäßen kreist das Blut durch unseren Körper. Durch das Herz wird der Blutkreislauf angetrieben. Das Herz pumpt dann das Blut in sämtliche Körperbereiche. Wenn das Herz sich zusammenzieht, dann wird das Blut druckreich in die Hauptschlagader (Aorta) gepumpt. Von dort aus gelangt es in die Arterien. Der Druck, der durch das Pumpen erzeugt wird, wird an der Halsschlagader/am Handgelenk als Puls tastbar. Wenn Sie Blutdruck messen ergibt sich aus dieser Druckwelle der obere (systolische) Wert. Bevor das Herz wieder sich mit Blut füllen kann, braucht es einen Entspannungszustand. Dadurch entsteht

ein niedriger Druck in den Gefäßen. Dieser geringere Druck ist dann der untere (diastolische) Wert.
Nun bekam ich abermals die Ratschläge, mein Übergewicht abzubauen, Stress und Alkohol zu meiden und meine Diabeteserkrankung in den Griff zu kriegen. Das Risiko, einen Schlaganfall und/oder einen Herzinfarkt zu bekommen, war zu erhöht.
Das Schlimme an dieser Erkrankung ist, dass man den zu hohen Blutdruck oftmals nicht bemerkt.
Salz sollte ich möglichst meiden. Empfohlene Menge ca. 1 Teelöffel täglich. Nun, wie schnell hat man das erreicht?
Inzwischen steht fest, dass Zucker auch meinen Blutdruck deutlich erhöhte. Also war auch aus diesem Grund eine zuckerfreie Ernährung empfehlenswert.
Es war gut, dass ich vor langer Zeit schon mit dem Rauchen aufgehört hatte, denn das schadet ebenfalls dem Herzen und erhöht den Blutdruck. Koffein (Kaffee) verstärkt diese schädliche Wirkung noch zusätzlich, aber da ich – wenn überhaupt – meistens nur Dinkelkaffee trinke, ist von dieser Seite aus wohl keine Gefahr zu erwarten.
Meine Nierenschwäche war eine mögliche Ursache für meinen Bluthochdruck, denn dann versuchen die Nieren die Durchblutung zu erhöhen. Dadurch muss der Blutdruck hochgeschraubt werden.
Eine Handvoll Erdnüsse oder Mandeln wären gut gewesen, denn darin enthalten ist die Aminosäure L-Arginin. Doch das kam aufgrund meiner Unverträglichkeiten bei mir nicht in Frage.
Meditation und Entspannungstraining können bestimmt eine gute blutdrucksenkende Wirkung ausüben, denn Stress und psychische Belastungen können bei Bluthochdruck – wie bei so vielen Krankheiten - nicht ausgeschlossen werden.
Regelmäßig selbst den Blutdruck messen, diesen guten Rat kann ich Ihnen mit auf den Weg geben. Ich habe erlebt, dass mein Blutdruck (trotz der Einnahme von blutdrucksenkenden Tabletten) beim Arzt vor lauter Aufregung viel zu hoch war. Bei regelmäßiger Messung zu Hause stellte ich fest, dass ich ganz normale

Blutdruckwerte hatte. Also Vorsicht! Lieber einmal mehr messen und dann mit dem Arzt abklären, ob die Medikation so überhaupt noch richtig ist. Absetzen darf man die Blutdrucksenker allerdings nicht im Alleingang.

Nicht nur mein Blutdruck war zu hoch, sondern auch mein **Cholesterin**-Wert. Nun hieß es, sich erneut auf den Weg zu machen, um das Ganze zu verstehen und sich zu bemühen, diesen Wert wieder zu senken. Obwohl dieses Thema im Zusammenhang mit der Leber und Galle steht, möchte ich erst an dieser Stelle darüber berichten, so wie es in meiner Motivationspyramide aufgeführt ist.

Es gibt hier den HDL- und LDL-Cholesterin-Wert. Wo liegt nun der Unterschied?

HDL ist die Abkürzung für ein dünnflüssiges Lipoprotein (high density lipoproteine), das dafür sorgt, dass Cholesterin aus den Zellen in die Leber transportiert wird, um dort Gallensäure abzubauen und über den Darm auszuscheiden.

Im Unterschied dazu ist das LDL (low density lipoproteine) wachsartig und transportiert Cholesterin in die Zellen, um sie mit lebenswichtigem Cholesterin zu versorgen.

Erst bei einer Störung des Fettstoffwechsels durch zu wenig HDL wird Cholesterin nicht mehr abgebaut und lagert sich mit dem wachsartigen LDL in den Gefäßen ab.

Mir wurde hier auch wieder zu einer leichten Küche geraten, also - wie bei allem zuvor - vorwiegend Obst, Gemüse und salzarme Kost.

Allergien/Unverträglichkeiten

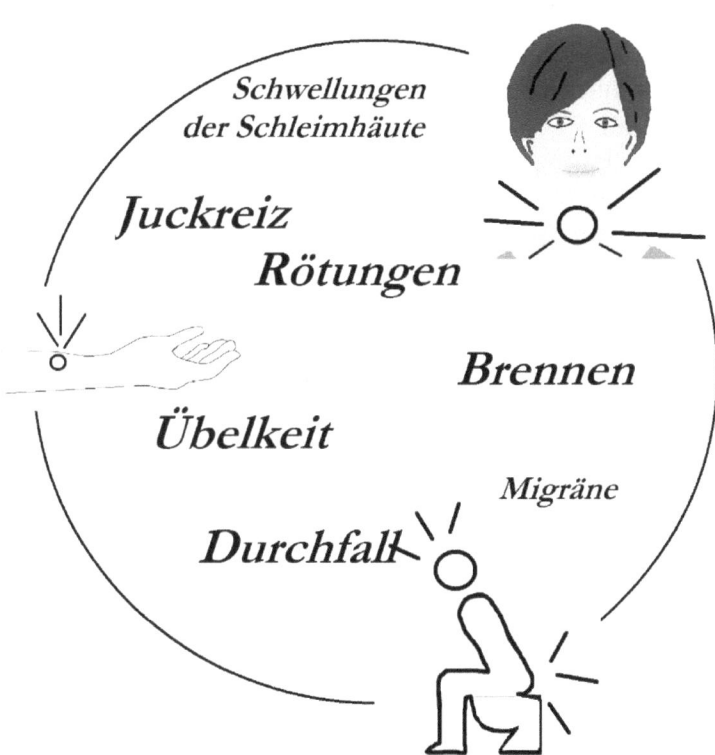

Allergien werden meines Erachtens viel zu häufig ignoriert bzw. belächelt. Das habe ich oft genug erlebt. Nur spaßig fand ich das ganz sicher nicht mehr. Und von den Durchfällen bzw. weiteren Darmproblemen ganz zu schweigen.
Es halfen keine Pülverchen mehr, da musste etwas Neues herausgefunden werden. Allerdings waren diese sogenannten Prick-, Scratch- und Reib-Tests beim Haus- bzw. Hautarzt sehr langwierig und - zumindest in meinem Fall - wenig ergebnisfreudig. Also machte ich mich erneut auf den Weg, um das für mich Bestmögliche herauszufinden. Dabei stieß ich im Internet auf einen Bluttest bei www.imupro.de. Das klang für mich vielversprechend und ich habe es nie bereut, diesen Test gemacht zu haben. Das ganze Procedere besprach ich mit meinem damaligen Hausarzt. Er nahm mir Blut ab, schickte es dort ein und wenig später erhielt ich ein für mich brauchbares Ergebnis. Der einzige Wermutstropfen: Man muss es selbst bezahlen. Aber was muss man nicht alles in der heutigen Zeit selbst zahlen?
Nun stellte ich mir die Frage: Was passiert bei Allergien und Unverträglichkeiten in meinem Körper?
Das griechische Wort „Allergie" bedeutet „Andersempfindlichkeit" oder „veränderte Reaktionslage" und beschreibt die Neigung des Körpers, auf einen Reiz oder Stoff anders zu reagieren, als es der Norm entspricht. Dabei können die unterschiedlichsten Stoffe Allergien auslösen und ganz verschiedene Krankheitsbilder hervorrufen.
Wie tritt so eine allergische Reaktion auf?
Die Allergieauslöser nennt man Allergene (griechisch = erzeuge anders). Diese unterscheiden sich in folgenden Gruppen:
Inhalationsallergie sind Allergene, die als Schwebeteilchen eingeatmet werden, wie z. B. Pollen, Tierhaare und Hausstaubmilben.
Nahrungsallergene sind Allergene, die in Nahrungsmitteln wie Milch, Eier, Getreide und mehr enthalten sind.
Kontaktallergene sind Allergene, die bei direktem Hautkontakt zu allergischen Reaktionen führen wie Seifen, Cremes, Puder oder Modeschmuck.

Bei einer Allergie erliegt das Immunsystem einem Irrtum: Harmlose Stoffe wie Pollen oder Hausstaub werden vom Körper wie gefährliche Stoffe mit dem ganzen Spektrum der Abwehrkräfte bekämpft. Er antwortet darauf mit Entzündungs- und Abwehrreaktionen, die im Lauf der Zeit immer heftiger ausfallen. Für diese Reaktionen sind im Wesentlichen bestimmte Abwehrstoffe verantwortlich, die **Immunglobuline** (= Abwehrkörper = Antikörper, abgekürzt Ig).

IgA neutralisiert Viren, Bakterien und Giftstoffe in den Schleimhäuten (Speichel, Tränenflüssigkeit, Nasensekret, Darmschleimhaut und andere).

IgD gibt es nur sehr selten; seine Funktion ist unbekannt.

IgE ist vor allem an Zellen/Gewebe gebunden; es ist wichtig für die Abwehr von Parasiten (z. B. Würmer) und spielt eine entscheidende Rolle bei Allergien.

IgG ist zuständig für die Abwehr von Krankheitserregern, vor allem bei wiederholten Infektionen. Es stellt den größten Anteil der Immunglobuline im Blut.

IgM wird vor allem bei einem ersten Kontakt mit einem Fremdstoff gebildet.

Die Umweltbelastung scheint ein Verursacher von Allergien zu sein. Der Organismus wird mit einer Vielzahl an Fremdstoffen konfrontiert. Die Atemluft, die Nahrungsmittel, das Trinkwasser und sogar die Muttermilch enthalten Umweltgifte, die in der Entstehungsgeschichte der Menschheit nicht auftraten und damit dem menschlichen Immunsystem unbekannt sind.

Unser Ernährungs- und Lebensstil hat sich verändert. Es ist alles unruhiger und hektischer geworden und unser Immunsystem ist dadurch einer fortwährenden Irritation ausgesetzt.

Auch elektromagnetische Felder spielen eine Rolle. Hochspannungsmasten, Radiosender, Fernsehen, Mikrowelle und Mobilfunk stellen Belastungen dar, die unter Umständen in unserem Organismus ähnlich wie Stress Allergien auslösen können.

Eine erbliche Veranlagung scheint eine wichtige Rolle zu spielen. Die Wahrscheinlichkeit der Vererbung von Allergien ist in Familien, in denen bereits Allergien bekannt sind, erhöht.

Bei der Vererbung wird allerdings nur die Allergiebereitschaft übertragen, nicht aber die Art der allergischen Reaktion (Asthma, Neurodermitis oder Heuschnupfen als Beispiel).
Neben den bekannten Allergietests ist eine genaue Beobachtung der Art des Allergieauslösers schon hilfreich. Häufig kam ich mir wie eine Detektivin vor. Aber wer hat heutzutage noch Zeit, sich intensiv um jede einzelne Person zu kümmern? Da muss man öfter selbst auf die Suche gehen. Es kann zwar sehr mühsam sein, das kenne ich leider auch nur allzu gut. Doch es lohnt sich, den Körper und eventuelle Reaktionen zu (be-)achten.
Manchmal ist der Auslöser offensichtlich. Wenn beispielsweise beim Staubsaugen oder Bettenmachen die Nase läuft, ist dies ein Hinweis auf eine Hausstauballergie. Und bei einer Pollenallergie lassen sich anhand eines Blütenpollenkalenders oft die allergieauslösenden Blütenpollen bestimmen.
Bei Allergien ist zunächst die wichtigste Behandlungsregel, das Allergen so weit wie möglich zu meiden. Das ist jedoch nicht immer möglich.
Es gibt verschiedene Behandlungsmethoden, wie beispielsweise die Desensibilisierung. Dabei wird der Patient wiederholt mit dem Allergen konfrontiert. Oder Antihistaminika blockieren die Wirkung des Histamins. Kortisonpräparate wirken entzündungshemmend und somit gegen Allergien. Schleimhautabschwellende Nasentropfen oder Sprays vermindern die Schleimproduktion. Aber hierzu sprechen Sie bitte für sich persönlich Ihre Ärztin/Ihren Arzt bzw. Ihre Heilpraktikerin/Ihren Heilpraktiker an.
Mir hat seinerzeit eine Heilpraktikerin mit Bioresonanztherapie geholfen. Die Behandlung dauerte etwa 30 Minuten. Dabei wurde meine Spucke in einen kleinen Behälter, der mit dem Gerät verbunden war, gelegt. Zwei Elektroden hielt ich in meinen Händen. Die Schwingungen wurden dann im Gerät sozusagen gespiegelt und über die Elektroden in den Körper zurückgegeben. Aus Kostengründen konnte ich jedoch leider nicht so viele Sitzungen abhalten, wie ich wahrscheinlich gebraucht hätte.

Aber ich konnte schon erfolgreich die Heuschnupfenallergie damit bekämpfen.
Nun, was kann man allgemein auf naturheilkundlicher Basis tun?
Durchblutungsfördernd sind regelmäßige Bewegungen an der frischen Luft, Sauna, kalt-warme Wechselduschen.
Natürlich – wie so oft – steht die gesunde Ernährung = ausreichend Vitamine und Mineralstoffe, wie sie in Vollkorn- und Milchprodukten, Obst und Gemüse enthalten sind, an erster Stelle.
Entspannung ist wichtig, denn Stress schadet dem Immunsystem. Auch hier wieder die Empfehlung, das rechte Maß an sportlichen Aktivitäten und ausreichenden Erholungsphasen.
Ausreichend Schlaf mit der Empfehlung von 7-8 Stunden pro Nacht.
Eine Behandlung mit potenziertem Eigenblut kann oft eine deutliche Besserung allergischer Reaktionen bringen. Aber hier ist dann wieder die Hilfe eines Naturmediziners oder Heilpraktikers gefragt.
Meine Nahrungsmittelunverträglichkeiten zeigten sich häufig durch Übelkeit, wie es zum Beispiel beim Verzehr von Käse oder anderen Milchprodukten sein kann. Das deutet auf eine Histamin-Intoleranz hin. Geschmacksverstärker sind in vielen Speisen, wie beispielsweise Saucen, enthalten.
Typische Symptome einer Nahrungsmittelunverträglichkeit sind Verdauungsstörungen jeglicher Art, krampfartige Bauchschmerzen, Durchfall oder Verstopfung, Blähungen und Völlegefühl oder Schleimbeimengungen im Stuhl.
Mir war vor dem Bluttest nicht wirklich bewusst, dass ich unter einer Nahrungsmittelunverträglichkeit leiden könnte. Und so beschäftigte ich mich eingehend mit dieser Art der Allergie.
Nahrungsmittelunverträglichkeiten werden folgendermaßen definiert:

Nahrungsmittelunverträglichkeiten werden sehr häufig durch zu einseitige Ernährung hervorgerufen. Der Verzehr von Tiefkühlkost, Importe aus Übersee und das zunehmende Angebot an Fast Food hat unsere Ernährung verändert.
Oft essen wir einseitig und das genau führt zu Störungen der Darmfunktion. Lebensmittel werden nicht vollständig in Einzelteile zerlegt und kleine Speisepartikel können in den Blutkreislauf gelangen. Dort üben sie ständig Reize auf unser Immunsystem aus, nicht selten gerät es dadurch aus dem Gleichgewicht.
Es reagiert nunmehr auf harmlose Reize, die normalerweise vom Körper schadlos verarbeitet und beseitigt werden, mit Überreaktionen. Dann werden Unmengen von Antikörpern gebildet, die wiederum ganze Reaktionskaskaden in Gang setzen, ähnlich einer Schneelawine, die durch einen kleinen Fußtritt losgelöst wurde.
Meistens bilden sich Nahrungsmittelunverträglichkeiten gegen Nahrungsmittel aus, die wir sehr gerne und deshalb auch häufig zu uns nehmen. Da Nahrungsmittel ca. 3-4 Tage benötigen, um unseren Darm zu passieren, bedeutet dies eine Dauerbelastung für unser Immunsystem.
Das Immunsystem reagiert in gleicher Weise wie gegen Viren/Bakterien. Dabei sinkt unsere Leistungsfähigkeit, wir fühlen uns müde und schlapp.
Wenn man verspürt, auf welches Nahrungsmittel reagiert wird, dann sollten wir es in der Testphase für mindestens 8 Wochen vom Speiseplan streichen. Reagiert man nach diesem Zeitraum noch darauf, ist es wohl besser, darauf gänzlich zu verzichten oder die Testphase zu verlängern.
Diese Testphasen stimmten mich nicht gerade fröhlich, denn es ist oftmals nicht so einfach, durchzuhalten, gerade wenn man auf so viele Lebensmittel reagiert. Manchmal hätte ich regelrecht verzweifeln können, aber irgendwie schafft man es, denn man möchte ja einfach nur leben und gesund werden.
Als ich das Blutergebnis seinerzeit erhielt, da war ich zuerst geschockt, denn es wurden immerhin 59 Lebensmittel festgestellt, auf die mein Körper allergisch reagierte. Super, ich dachte, ich

kann jetzt gar nichts mehr essen. Eine Einschränkung ist in jedem Fall da. Aber wie soll man damit umgehen?
Aufgeben ist auch hier keine Option!
Da durch die Blutuntersuchung sozusagen die Lebensmittel entlarvt wurden, konnte ich persönlich darauf aufbauen. Dass ich zu einem späteren Zeitpunkt aus den verschiedensten seelischen Belastungen wieder zu Süßigkeiten griff, das tat meinem Körper im Nachhinein nicht gut. Aber es war wahrscheinlich einfach nur situationsbedingt und ist menschlich.
Um meinem Körper und mir jedoch wieder ein Wohlgefühl zu vermitteln, musste ich eines Tages handeln.
Heute versuche ich die gleichen Lebensmittel nur jeden 5. Tag zu essen, denn dann wird die Überbelastung mit einem Nahrungsmittel verhindert. Die Abwehrkräfte werden geschont, Entzündungen im Darm können besser abheilen und das Immunsystem bekommt Zeit, sich von dem falschen Nahrungsmittel zu erholen.
Wo es vom Krankheitsbild her möglich ist, da gebe ich der Naturmedizin gerne den Vortritt. Es wäre schön, wenn man das häufiger tun könnte.
Was die Nahrung betrifft, so sind glutenfreie Nahrungsmittel beispielsweise Obst, Gemüse, Hülsenfrüchte, Nüsse, Milchprodukte, Fleisch, Fisch, Geflügel, Eier, Fette und Öle, Reis, Mais, Hirse, Amaranth, Quinoa, Sojabohnen und Sesam.
Doch wer auf Milch reagiert, der hat das nächste Problem: Die Laktoseintoleranz. So erging es mir und Milchprodukte wurden nur selten, dann möglichst laktosefrei, in meinen Speiseplan aufgenommen. Achtung: Ich habe festgestellt, dass auch in so manchen Medikamenten Laktose enthalten ist! Deshalb ist es sinnvoll, hier einmal mehr den Beipackzettel zu lesen und auf die Bestandteile zu achten!
Hierzu möchte ich nur kurz ein Beispiel anführen. Aufgrund meines enormen Vitamin D-Mangels sollte ich eine Tablette alle 14 Tage einnehmen. Darin enthalten ist jedoch Erdnuss, auf die ich reagierte. Also musste ich mich hier auf die Suche nach einem anderen Mittel begeben, das man natürlich selbst bezahlen

muss. Aber ich fand ein Mittel in Tropfenform, das den gleichen Wirkstoff Cholecalciferol hat. Diese Tropfen sind allerdings laktose-, fructose-, gluten- und gelatinefrei.

Doch zurück zur möglichen Milchallergie. Eine Alternative zur Kuhmilch bieten: Reis-, Soja- oder Hafermilch als Beispiel. Kokoswasser soll ebenfalls gut sein.

An Gewürzen sind Fenchelsamen, Gewürznelken, Kreuzkümmel, Kümmel, Lorbeer, Wacholderbeeren und Zimt zu empfehlen.

Auch wenn es mühsam erscheint, manchmal muss man einfach sein eigenes Tagebuch über die Ernährung führen.

Und ich möchte noch auf etwas sehr Wichtiges hinweisen: Eine Sonderform ist der sogenannte anaphylaktische Schock (Allergieschock), bei dem die allergische Reaktion den ganzen Körper erfasst und zu lebensbedrohlichen Zuständen mit Kreislaufkollaps bis hin zum Atemstillstand führen kann.

Also bitte Vorsicht! Allergische Reaktionen sind nicht zu unterschätzen!

Dinkel, Quinoa und Amaranth

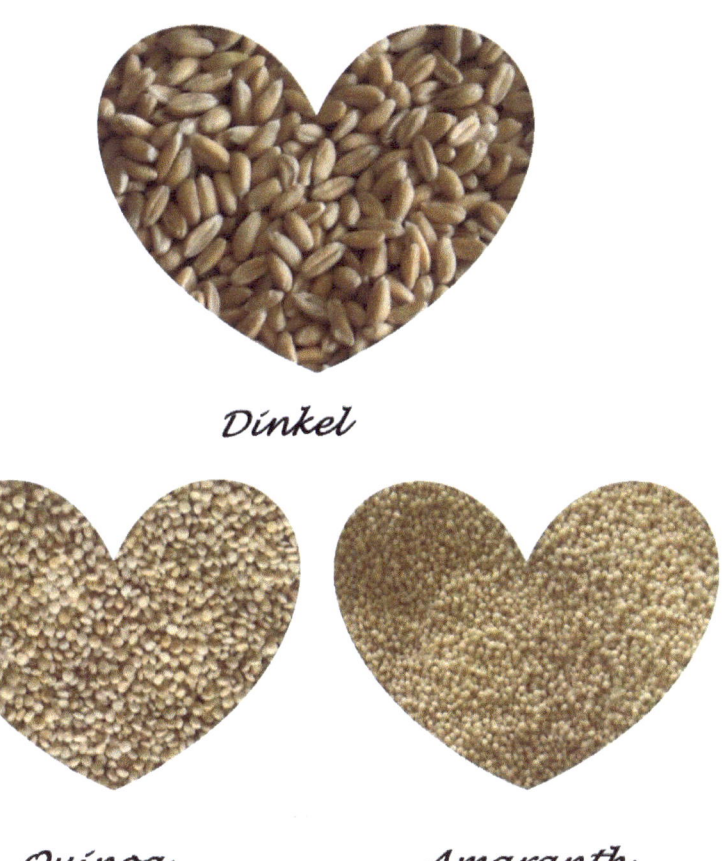

Dinkel

Quinoa

Amaranth

Weizen gehörte jahrelang zu dem Hauptgetreide, das ich regelmäßig aß. Doch ich spürte, dass es mir nicht gut tat. Auch Roggen war keine gute Alternative. Also probierte ich Dinkel aus und mein Darm dankte es mir, in dem er mich – beispielsweise mit quälenden Durchfällen – mehr und mehr in Ruhe ließ.
So fing ich an, mich mit dem Thema Dinkel zu beschäftigen.
Dinkel besitzt Vitamine, Spurenelemente, Mineralien und Vitalstoffe (Eiweiße, Kohlenhydrate, Fette).
Aufgrund seiner hervorragenden Wasserlöslichkeit werden die vitalen Inhaltsstoffe des Dinkels wie flüssige Nahrung vom Körper aufgenommen, das heißt, er muss keine belastende Verdauungsarbeit leisten. Die Inhaltstoffe werden vom Körper rasch absorbiert und dem gesamten Organismus zur Verfügung gestellt. Dieser wird durch den Dinkel derart mit Vitaminen und Vitalstoffen überschwemmt, dass sich die Gefäße erweitern und eine gute Verdauung einsetzt. Dinkelkost steigert das Allgemeinbefinden und die Leistungsfähigkeit.
Dinkelmehl kann einen höheren Klebergehalt als Weizenmehl besitzen, daher sollten Menschen mit Zöliakie (Glutenunverträglichkeit) vorsichtig sein.
Beim Backen musste ich feststellen, dass Gebäck aus Dinkelmehl im Vergleich zu Weizen- und Roggenerzeugnissen relativ schnell trocken wird. Doch es lohnt sich durchaus, den Dinkel - sofern keine Unverträglichkeit besteht - in sein tägliches Essen einfließen zu lassen und es einfach einmal auszuprobieren.
Mittlerweile kann man die meisten Dinkelprodukte bereits in Drogerien, Reformhäusern oder Supermärkten kaufen. So gibt es die verschiedenen Produkte wie Dinkelkörner, die immer mit der doppelten Menge Wasser wie Reis gekocht werden. Sie eignen sich gut dazu, einfach über das Essen zu streuen. Dinkelhabermus (geschrotete Dinkelkörner), Dinkelkernotto (geschälter Dinkel), Dinkelmehl in verschiedenen Type-Sorten, Dinkelnudeln, Dinkelgrieß und Dinkelkaffee sind nur einige Sorten, die im Handel erhältlich sind.

Nun möchte ich Ihnen gerne zwei weitere Getreidesorten vorstellen, die unter den sogenannten Pseudogetreiden wiederzufinden sind.

Quinoa:

Quinoa gehört zu den ausgewogenen Nahrungsmitteln. Quinoa ist ernährungs-physiologisch sehr wertvoll, hat einen hohen Anteil an Mineralstoffen wie Calcium, Magnesium, Eisen, Zink und ist glutenfrei.
Quinoa liefert eine Menge Eiweiß, weil der Keimling etwa 60 Prozent des Samens einnimmt. Zu den Proteinen gehören 44 Prozent lebenswichtige Aminosäuren. Quinoa wird in der biologischen Wertigkeit wie Milch eingestuft.
In Naturkostläden und Reformhäusern gibt es die ganzen Körner, Flocken, Mehl und Quinoapops. Außerdem wird es Müslimischungen, Müsliriegeln und glutenfreiem Gebäck beigemischt.

Amaranth:

Amaranth ist eine getreideähnliche Pflanze und gehört daher, wie auch Quinoa, zu den Pseudocerealien. Das sind Pflanzen, die so nahrhaft wie Getreide sind und die man auch so verwendet, obwohl sie nicht zur großen Gräserfamilie zählen.
Die kleinen Körner haben einen leichten Rote-Bete-Geschmack. Amaranth ist ebenfalls glutenfrei. Es gibt Körner, Popcorn, Mehl und Flocken aus Amaranth. Mit dem Mehl und Schrot kann man beispielsweise Saucen und Suppen binden.

Was kann ich nun essen?

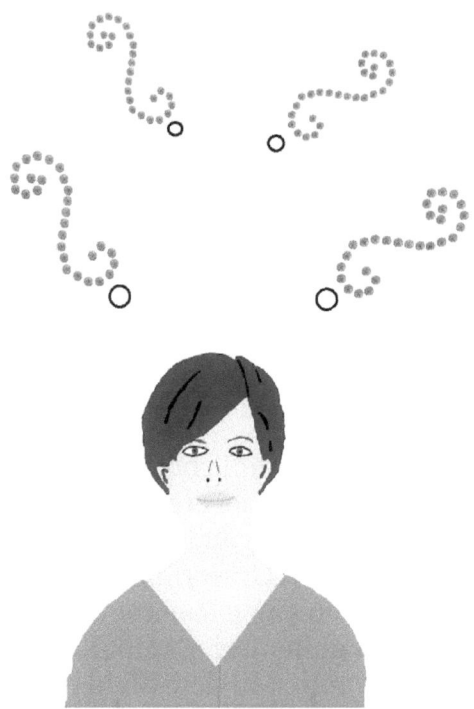

Nun stand ich täglich vor dem gleichen Problem: „Das darf ich, das darf ich nicht". Sagen wir mal so, der Satz: „Das darf ich nicht", kam deutlich häufiger in meinem Wortschatz vor. Es war einfach nicht möglich, die Rezepte aus Zeitungen oder Kochbüchern ohne Einschränkung zu übernehmen.

Low Carb wurde mir seinerzeit empfohlen. Das war sicher alles wirklich super und sinnvoll, aber bei den Rezepten musste ich meistens schon bei den ersten Zutaten wie Nüssen oder Milchprodukten passen. Gewisse Zutaten einfach weglassen? Nein, dann schmeckte das Gericht sicherlich nicht mehr.

Aber was durfte, konnte und sollte ich essen? Irgendwie muss ich auch existieren und das kann man eben nur, indem dem Körper Essen und Trinken zugefügt wird.

Beim Trinken hatte ich keine Schwierigkeiten, da gab es sowieso nur stilles Wasser, allenfalls mal einen Kaffee oder Tee. Da fiel mir die Auswahl nicht schwer.

Nur die täglichen Mahlzeiten wurden oftmals zu einer regelrechten Herausforderung. Zu viele allergische Reaktionen, ab und an noch ein paar Probleme mit dem Darm oder im rechten Oberbauch plagten mich, und nicht zu vergessen: Ich war ja immer noch zuckerkrank. So wurde ich auch hier zum Umdenken „gezwungen".

Mit den Zutaten, die mir bekömmlich waren, probierte ich neue Rezepte aus. Natürlich war bzw. ist es wirklich mühsame Kleinarbeit, schließlich bin ich keine gelernte Köchin. Aber auch hier gab und gebe ich nicht auf (welche Alternative hätte ich auch gehabt?), und wenn es schmeckt, dann hat man gleichzeitig ein Erfolgserlebnis. Das motiviert zum Weitermachen!

Die nachstehenden Rezepte habe ich für mich selbst entwickelt bzw. wurden mir nach dem Bluttest als Vorschläge mit auf den Weg gegeben. Sollte es dennoch irgendwo auf dieser Welt ein gleiches Rezept geben, so ist das wirklich reiner Zufall und ungewollt!

Aufgrund meiner Leberprobleme gab es Gebratenes eher selten. Wenn, dann nahm ich zum Braten lieber Butter statt Öl, denn Butter in Maßen essen ist völlig in Ordnung. Das kenne ich nicht nur aus der Hildegard von Bingen-Lehre, sondern das sagte schon seinerzeit die nette Heilpraktikerin, die ich ab und an um Rat fragen konnte.

Falls Sie ein nachstehendes Rezept nicht 1 : 1 übernehmen können oder wollen, dann probieren und experimentieren Sie einfach wie es für Ihre eigenen Bedürfnisse gut ist.

Leider konnte ich zum Beispiel keine Zwiebeln verwenden, da ich darauf reagierte. Aber vielleicht können Sie diese Zutat in das für Sie persönliche Rezept einbringen und/oder das Rezept für sich selbst noch schmackhafter mit weiteren Gewürzen oder Zutaten gestalten. Verbessern kann man sicher immer alles Mögliche.

Bei Gewürzen habe ich mich meistens auf etwas Salz und Bertramwurzel beschränkt. Bertram galt bei Hildegard von Bingen als Universalheilmittel und hilft beispielsweise bei Fehlernährung. Täglich habe ich davon 2 - 3 Messerspitzen einfach auf mein Essen gestreut.

Vielleicht geht es Ihnen genauso, wie es mir ergangen ist und ich kann Ihnen helfen, Ihren ganz persönlichen Weg etwas leichter zu machen. Viel Freude beim Nachkochen bzw. Ausprobieren!

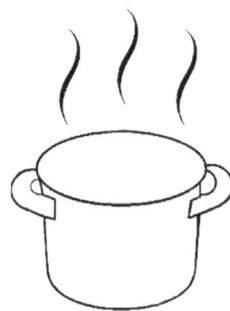

Frühstück

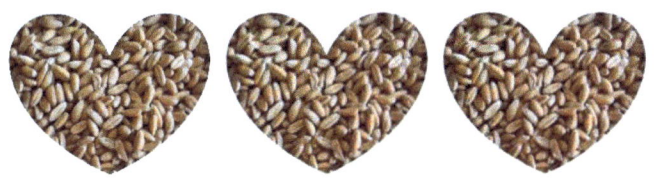

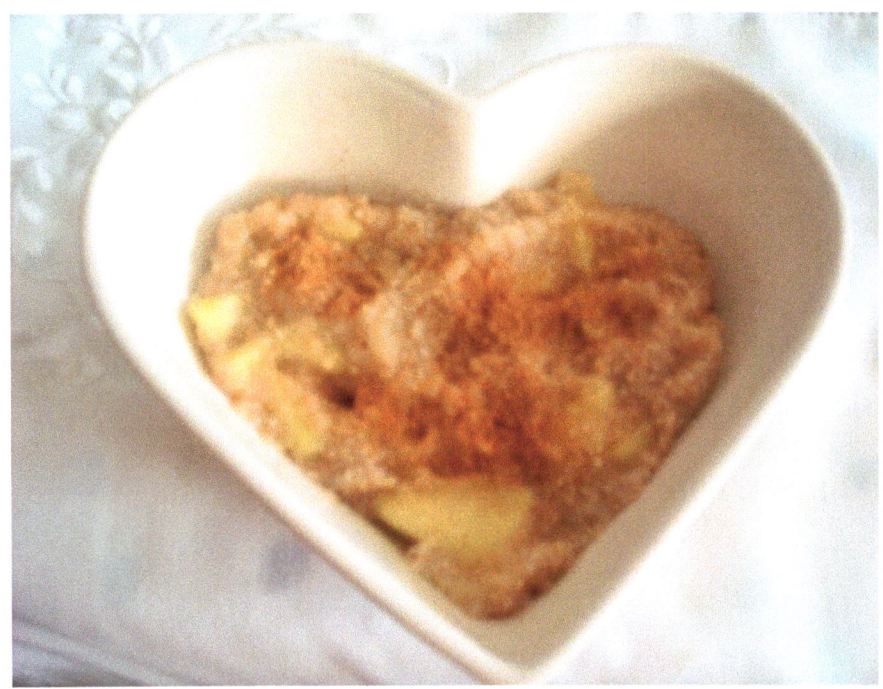

Dinkelhabermus

Zutaten für 1 Person:

4 gehäufte Esslöffel Dinkelhabermus
(bestehend aus Dinkelgrütze,-schrot und -flocken)
200 ml Wasser
1 TL Zimt
1 geschnittenen Apfel
1 TL Rohrzucker

Dinkelhabermus mit Wasser, Apfel und Rohrzucker in den Topf geben und ca. 4-5 Minuten kochen lassen.

Mit 1 TL Zimt garnieren.

Vollkorn- oder Knäckebrot mit Rinderschinken

Zutaten für 1 Person:

2 Scheiben Vollkornbrot
oder 3 Scheiben Knäckebrot
1 TL Margarine oder Butter
3 Scheiben Rinderschinken

Vollkorn- oder Knäckebrot mit Margarine oder Butter bestreichen und mit Rinderschinken belegen.

Wahlweise kann natürlich auch andere Wurst wie Corned beef oder Lachsschinken genommen werden.

Vollkorn- oder Knäckebrot mit Banane

Zutaten für 1 Person:

2 Scheiben Vollkornbrot
oder 3 Scheiben Knäckebrot
1 TL Margarine oder Butter
1 Banane

Vollkorn- oder Knäckebrot mit Margarine oder Butter bestreichen und mit einer in kleine Stücke geschnittenen Banane belegen.

Quinoa- oder Amaranthbrei

Zutaten für 2 Personen:

200 ml Wasser
100 g Quinoa oder Amaranth
eventuell 100 g Heidelbeeren

In das kalte Wasser Quinoa oder Amaranth einstreuen und aufkochen. Auf kleiner Hitze 20 Minuten ausquellen lassen.
Eventuell Heidelbeeren hinzufügen.

Dinkelflocken mit Joghurt und Heidelbeeren

Zutaten für 1 Person:

30 g Dinkelflocken
200 g Joghurt (laktosefrei)
50 g Heidelbeeren

Dinkelflocken und Joghurt in eine kleine Schüssel geben. Mit Heidelbeeren garnieren.

Vollkorntoast mit Apfelmus

Zutaten für 1 Person:

2 Scheiben Vollkorntoast
1 Apfel
100 ml Wasser

Den Apfel waschen, schälen und in Stücke schneiden, das Kerngehäuse entfernen. Die Apfelstücke mit Wasser in einen Topf geben. Alles aufkochen und bei schwacher Hitze ca. 10 Minuten köcheln lassen. Den Apfel fein stampfen. Abkühlen lassen und auf das Vollkorntoast geben.

Rühreier mit Tomaten

Zutaten für 1 Person:

2 Eier
1 Stückchen Butter (ca. 20 g)
3 EL stilles Wasser
6 Cherrytomaten
Salz

Butter in einer Pfanne schmelzen. Die Eier in einer Schüssel mit Wasser aufschlagen, mit Salz würzen und in die Pfanne geben, stocken lassen und verrühren.

6 Cherrytomaten waschen, trockentupfen und anrichten.

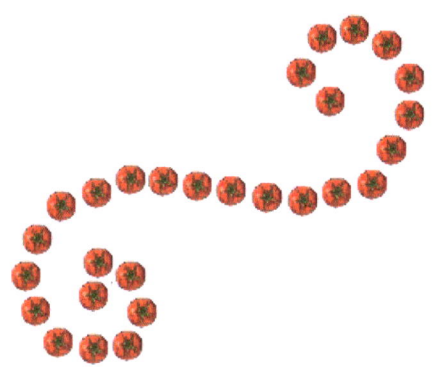

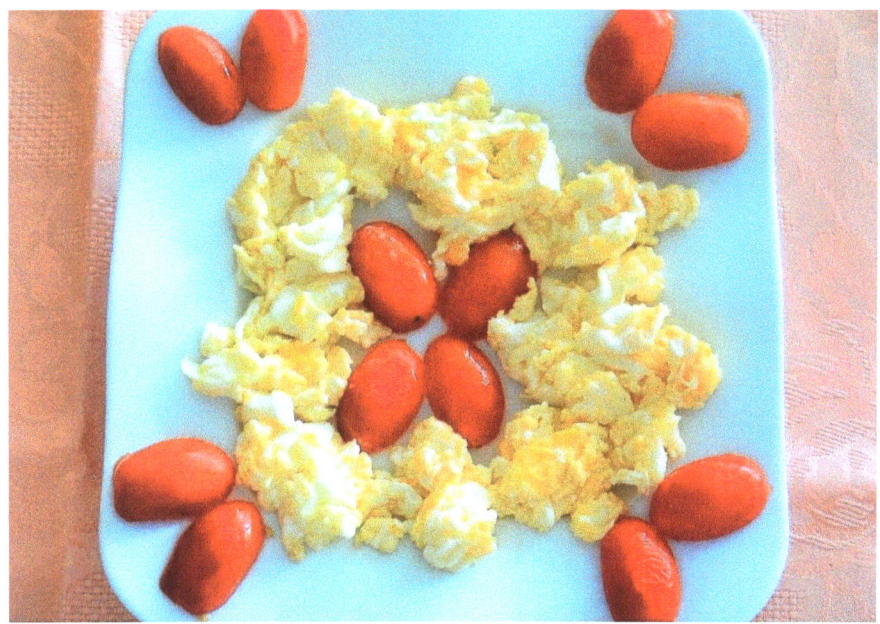

Rühreier mit Tomaten

Mittag-/Abendessen

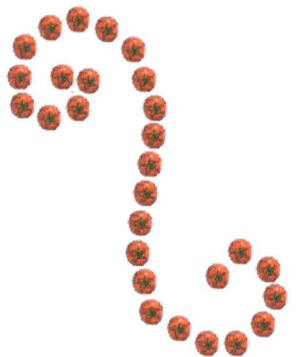

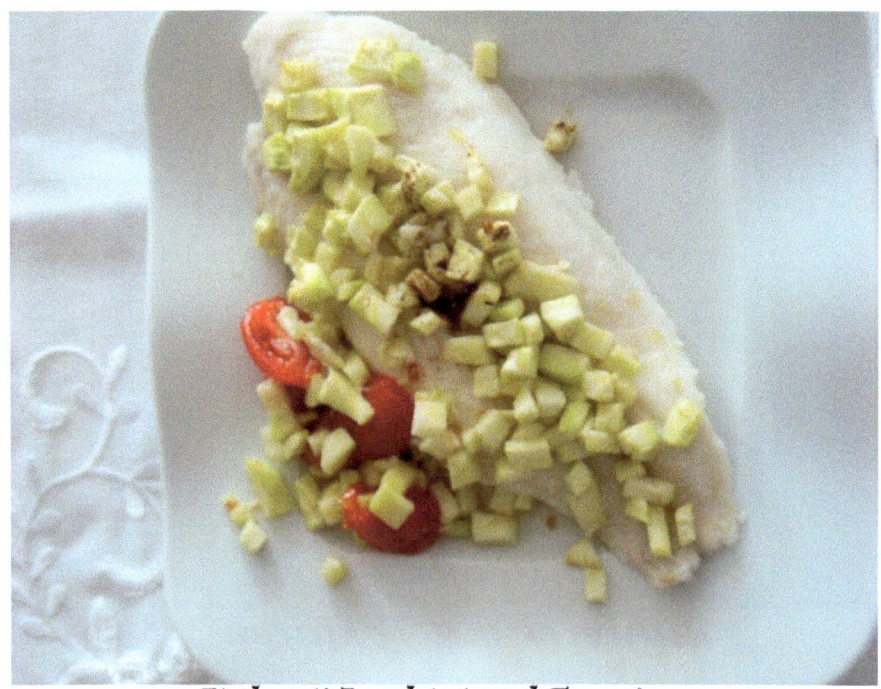

Fisch mit Zucchini und Tomaten

Fisch mit Tomaten und Zucchini

Zutaten für 1 Person:

1 Fischfilet (Pangasius, Kabeljau, Rotbarsch)
100 g Tomaten
100 g Zucchini
1 EL Olivenöl, Salz

Ofen auf 200 Grad (Umluft 180 Grad) vorheizen. Tomaten waschen, putzen, in Scheiben oder Würfel schneiden. Zucchini waschen und in Scheiben oder Würfel schneiden, dann in Öl legen. Fisch waschen und trockentupfen. Mit Salz würzen. Tomaten in eine Auflaufform legen, salzen. Die Hälfte der Zucchini-Öl-Mischung darauf verteilen. Den Fisch auflegen und mit der restlichen Zucchini-Öl-Mischung belegen. Noch einmal mit Salz würzen. Im Ofen etwa 25 Minuten garen. Gerne auch mit Kräutern garnieren.

Gedünsteter Fisch

Zutaten für 1 Person:

1 Fischfilet (Pangasius, Kabeljau, Rotbarsch)
Salz
1 Stückchen Butter

Den Fisch waschen, trockentupfen und salzen. Das Fischfilet in ein Stück Alufolie legen und auf den Fisch ein Stückchen Butter geben. Die Alufolie an den Enden leicht schließen und das Päckchen in eine Auflaufform legen.
Im Backofen bei 180 Grad ca. 20 Minuten dünsten.

Hähnchenbrustfilet mit Schnittbohnen

Zutaten für 1 Person:

1 Hähnchenbrustfilet (ca. 150 g)
1 TL Butter
Salz
150 g Schnittbohnen (aus dem Glas)
1 EL Dinkelmehl
100 ml Gemüsebrühe

Hähnchenbrustfilet waschen, trockentupfen und mit Salz würzen. Butter in der Pfanne erhitzen und Hähnchenbrustfilet darin etwa 5 Minuten unter Wenden anbraten. Dann in eine leicht gefettete Auflaufform geben und bei 200 Grad im Backofen etwa 20 Minuten fertig garen.
Butter in einem Topf erhitzen, 1 EL Mehl hinzufügen, umrühren, Gemüsebrühe hinzugießen, mit Salz würzen. In diese Mehlschwitze die Schnittbohnen aus dem Glas hinzugeben. Bei frischen Bohnen diese vorher ca. 8 Minuten garen.

Hähnchen, ofengegart

Zutaten für 3 Personen:

3 Hähnchenbrustfilets (je 150 g)
Salz

Den Backofen auf 200 Grad vorheizen. Hähnchen waschen, trockentupfen und salzen. Auf ein mit Backpapier ausgelegtes Backblech geben.
Im Backofen ca. 20 Minuten garen.
Nach dem Salzen mit etwas Öl bepinseln ist ebenfalls eine gute Alternative, damit es nicht zu trocken wird.

Kasseler mit Artischocken-Tomaten-Salat

Zutaten für 1 Person:

1 Scheibe Hähnchenkasseler (ca. 100 g)
100 g fertig gekochte Artischocken aus dem Glas
6 Cherrytomaten
1 EL Öl
½ EL Apfelessig
gemischte Kräuter (tiefgekühlt oder frisch)
Salz

Artischocken, Tomaten, Öl, Apfelessig, Salz und Kräuter vermischen und zusammen mit dem Hähnchenkasseler servieren.

Gemüse mit Mehlschwitze

Zutaten für 3 Personen:

450 g Brokkoli -oder Möhren, Spinat, Blumenkohl, grüne Bohnen, Fenchel- (frisch oder tiefgekühlt)
200 ml Wasser
1 EL Dinkelmehl
Salz
250 ml Gemüsebrühe
1 Stückchen Butter

Das ausgewählte Gemüse waschen, gegebenenfalls Stiele entfernen und in 200 ml Wasser wie folgt garen: Brokkoli ca. 7-10 Minuten, Möhren ca. 10-15 Minuten, Spinat ca. 6 Minuten, Blumenkohl ca. 15-20 Minuten, grüne Bohnen ca. 6-10 Minuten, Fenchel ca. 15-20 Minuten. Gemüse abschütten. 1 Stückchen Butter im Topf schmelzen lassen, 1 EL Dinkelmehl hinzufügen und mit dem Schneebesen rühren, Gemüsebrühe und etwas Salz hinzugeben. Mit dem Stampfer gegebenenfalls kleinhacken, umrühren, fertig. Eventuell noch einmal mit Salz abschmecken.

Ofengegartes Gemüse

Zutaten für 2 Personen:

2 Möhren
2 Zucchini
1 große Aubergine
Salz
2 EL Öl

Den Backofen auf 180 Grad vorheizen. Möhren, Zucchini und Aubergine waschen, putzen, von den Stielansätzen befreien und jeweils in Scheiben schneiden. Das Gemüse mit Öl und Salz vermischen und in eine feuerfeste Form legen. Ca. 30 Minuten im Backofen garen.

Zucchini-Spinat-Omelett

Zutaten für 4 Personen:

500 g Blattspinat (frisch oder tiefgekühlt)
200 g Zucchini
6 Eier
Salz
1 EL Olivenöl oder Butter

Den frischen Spinat säubern und abtropfen lassen bzw. den TK-Spinat nach Produktinformation auftauen. Mit 200 ml Wasser den Spinat in einem Topf bei mittlerer Hitze ca. 6 Minuten garen. Spinat herausnehmen, abkühlen lassen und gut ausdrücken, dann kleinhacken. Die Zucchini waschen, Stielansätze entfernen und in Stücke schneiden.
Die Eier in einer Schüssel verquirlen. Zucchini und Spinat hinzufügen und vermischen. Mit Salz würzen. In einer Pfanne Öl oder Butter erhitzen, den Gemüseteig hinzugeben und die Eiermasse stocken lassen. Bei geringer Hitze fertig backen. Ab und zu die Pfanne schütteln, damit das Omelett nicht anbacken kann.
Servieren.

Dinkelspaghetti mit Gemüsesoße

Zutaten für 3 Personen:

300 g Dinkelspaghetti
1 Liter Wasser
100 g Tomaten
100 g Zucchini
1 Stückchen Butter
1 EL Tomatenmark
200 ml Gemüsebrühe, eine Prise Salz

Tomaten und Zucchini waschen und klein würfeln. Butter in der Pfanne schmelzen und das Gemüse darin ca. 5 Minuten köcheln lassen. Dann 1 EL Tomatenmark hinzufügen und etwa 1 Minute köcheln lassen. 200 ml Gemüsebrühe hinzugießen und ca. 10 Minuten köcheln lassen. Zum Schluss eine Prise Salz hinzufügen. Dinkelspaghetti nach Vorschrift kochen.

Gemüseauflauf

Zutaten für 3 Personen:

300 g Aubergine
300 g Zucchini
6 Cherrytomaten
Salz
2 EL Olivenöl
75 ml Gemüsebrühe

Ofen auf 175 Grad vorheizen. Gemüse abbrausen, putzen, in Streifen schneiden und mit Salz bestreuen. Hintereinander in eine gefettete Auflaufform legen und mit Öl beträufeln. Gemüsebrühe angießen. Etwa eine Stunde im Ofen garen.

Tomaten-Bohnen-Salat

Zutaten für 1 Person:

1 große Tomate
1 kleines Glas grüne Brechbohnen
1 EL Öl
½ EL Essig
Salz
1 EL gemischte Kräuter (frisch oder tiefgekühlt)

Tomaten waschen und in Scheiben schneiden oder vierteln. Übrige Zutaten beimischen und alles zusammen vermengen.
Dazu passt gut Fleisch, wie zum Beispiel Hähnchenkasseler.

Tomatensalat

Zutaten für 2 Personen:

400 g Tomaten
Salz
1 EL gemischte Kräuter (frisch oder tiefgekühlt)
1 EL Apfelessig
1 EL Olivenöl

Die Tomaten waschen, abtrocknen und in Scheiben schneiden. Mit Salz würzen und die Kräuter hinzufügen. Essig und Öl beimengen. Ca. 15 Minuten ziehen lassen.

Eisberg-Tomaten-Salat

Zutaten für 2 Personen:

1 Eisbergsalat (ca. 200 g)
6 Cherrytomaten
1 EL Apfelessig
Salz
1 EL Olivenöl
1 EL gemischte Kräuter (frisch oder tiefgekühlt)

Eisbergsalat putzen, waschen, abtropfen lassen und in kleine Stücke schneiden. Die Tomaten waschen und die Stielansätze entfernen, in Stücke schneiden. Für das Dressing Essig, Öl und Salz vermischen und zu dem Salat geben. Die Kräuter hinzufügen.

Bohnensalat mit Ei

Zutaten für 1 Person:

150 g grüne Bohnen (frisch oder tiefgekühlt)
1 EL Olivenöl
½ EL Apfelessig
Salz
1 Ei
100 g Rinderschinken

Frische Bohnen waschen, putzen bzw. tiefgekühlte Bohnen in einem Topf mit 200 ml Wasser garen. Danach abkühlen lassen und mit Öl, Essig und Salz würzen. Die ganzen Zutaten miteinander vermengen. Das Ei ca. 4 Minuten kochen, abschrecken und abkühlen lassen, dann vierteln und auf den Bohnensalat legen bzw. unterheben. Mit Rinderschinken garnieren.

Eiersalat

Zutaten für 4 Personen:

4 Eier
3 Gewürzgurken
2 EL Öl
1 Eigelb
½ TL Senf

Die Eier in kochendem Wasser 4 Minuten kochen. Gurken kleinschneiden. Senf und Eigelb in eine Schüssel geben und verrühren, etwas salzen. Tropfenweise Öl hinzufügen und verrühren. Mit Salz erneut abschmecken. Die Eier schälen, in kleine Stücke schneiden und abkühlen lassen. Gurke in die Mayonnaise geben und verrühren. Eier vorsichtig unterheben.

Thunfisch-Bohnen-Salat

Zutaten für 4 Personen:

400 g Thunfisch natur (aus der Dose)
1 Kopfsalat
250 grüne Bohnen (aus dem Glas)
250 g Cherrytomaten
1 EL Apfelessig
2 EL Olivenöl
3 EL Gemüsebrühe
Salz

Den Thunfisch abtropfen lassen und auseinanderzupfen. Den Kopfsalat putzen, waschen und zupfen. Tomaten waschen und halbieren. Essig, Gemüsebrühe und Öl vermischen. Mit Salz abschmecken. Alle Zutaten in einer Schüssel vermengen und mit dem Dressing vermischen.

Spargelsalat mit Artischocken und Lachsschinken

Zutaten für 2 Personen:

200 g Spargel
200 g Artischockenherzen aus dem Glas
100 g Cherrytomaten
1 EL Olivenöl, Salz, ½ TL Senf

Den Spargel putzen und in gleich große Stücke schneiden. Ca. 6 - 8 Minuten bei mittlerer Hitze in leicht gesalzenem Wasser gar kochen. Den Spargel unter Wasser kalt abschrecken und abtropfen lassen.
Die Artischockenherzen gut abtropfen lassen, in kleine Stücke schneiden und mit dem Spargel vermengen.
Für das Dressing Olivenöl und Senf vermischen, mit Salz abschmecken.

Kasseler-Spargel-Salat

Zutaten für 2 Personen:

500 g Spargel
1 EL Olivenöl
½ EL Apfelessig
100 g Cherrytomaten
150 g Hähnchenkasseler
Salz
100 g Cornichons

Den Spargel schälen und in kleine Stücke schneiden. Ca. 6 – 8 Minuten kochen. Cornichons abtropfen lassen und ebenfalls in kleine Stücke schneiden. Tomaten waschen, trockentupfen und halbieren. Mit Essig, Öl und Salz verrühren.

Feld- und Endiviensalat

Zutaten für 3 Personen:

300 g Feldsalat
300 g Endiviensalat
2 EL Olivenöl, ½ EL Essig
Salz
1 EL gemischte Kräuter (frisch oder tiefgekühlt)

Feld- und Endiviensalat putzen, waschen und den Endiviensalat in Streifen schneiden. Für das Dressing Öl, Essig, Kräuter und Salz vermischen und mit dem Salat verrühren.

Salat mit Beeren

Zutaten für 2 Personen:

1 Kopfsalat
100 g Himbeeren
100 g Heidelbeeren
2 EL Öl
½ EL Apfelessig
Salz

Kopfsalat waschen, putzen, abtropfen und zusammen mit den gewaschenen Beeren in eine Schüssel geben. Öl, Apfelessig und Salz hinzufügen und vermengen.

Gemüsesalat

Zutaten für 4 Personen:

400 g grüne Bohnen
10 Cherrytomaten
400 g Brokkoli
Salz
2 EL Olivenöl
½ EL Essig

Die Bohnen und den Brokkoli jeweils waschen, putzen und in Stücke schneiden. Ca. 7 Minuten in Salzwasser garen.
Die Tomaten waschen, trockentupfen und vierteln.
Abgekühlte Bohnen und Brokkoli zusammen mit den Tomaten, Salz, Essig und Öl vermengen.
Eventuell mit Kräutern verfeinern.

Quinoasalat

Zutaten für 1 Person:

50 g Quinoa
100 g Cherrytomaten
½ EL Apfelessig
1 EL Olivenöl
Salz
Gartenkresse

Quinoa in 200 ml Wasser zum Kochen bringen. Köcheln lassen bis das Wasser verdunstet ist. Quinoa abkühlen lassen.
Tomaten waschen und halbieren. Essig, Öl und Salz vermischen.
Tomaten und Quinoa mit dem Dressing vermengen. Mit Gartenkresse garnieren.

Brokkolisalat

Zutaten für 4 Personen:

600 g Brokkoli
150 g Cherrytomaten
1 EL Apfelessig
2 EL Olivenöl
Salz
1 EL gemischte Kräuter (frisch oder tiefgekühlt)

Den Brokkoli waschen, putzen und in Röschen schneiden. Ca. 7 Minuten in Salzwasser garen. Die Tomaten waschen und halbieren. Wenn der Brokkoli abgekühlt ist in eine Schüssel geben. Salz und Essig mit Öl verrühren und die Kräuter beimengen. Alles miteinander vermischen.

Brokkolisuppe

Zutaten für 2 Personen:

300 g Brokkoli (frisch oder tiefgekühlt)
Salz
500 ml Wasser
1 Bio-Würfel Gemüsebrühe
200 g Lachsschinken

Frischen Brokkoli waschen, putzen bzw. den tiefgekühlten Brokkoli in einen Topf mit Wasser geben. Einen Bio-Würfel Gemüsebrühe hinzufügen. Ca. 7 Minuten bei mittlerer Hitze garen lassen. Den Brokkoli abschütten, das Kochwasser bitte aufheben. Brokkoli mit etwas Kochwasser mixen, so dass eine cremige Konsistenz entsteht. Mit Salz abschmecken und mit Lachsschinken garnieren.

Gemüsesuppe

Zutaten für 1 Person:

100 g Möhren
100 g Blumenkohl
100 g Brokkoli
500 ml Wasser, 1 Bio-Würfel Gemüsebrühe
Salz

Das Gemüse waschen, putzen und die Möhren in kleine Scheiben schneiden. Blumenkohl und Brokkoli von den Stielansätzen trennen. Mit 500 ml Wasser aufkochen und einen Bio-Würfel Gemüsebrühe hinzufügen. Dann ca. 10 Minuten garen lassen und mit Salz abschmecken.

Zucchini-Rösti

Zutaten für 4 Personen:

500 g Kartoffeln (mehlig kochend)
300 g Zucchini
Salz
Butter oder Öl zum Braten

Die Kartoffeln waschen und ungeschält weich kochen, dann pellen und grob raspeln.
Die Zucchini ebenfalls grob raspeln und unter die Kartoffeln mischen, salzen.
In einer Pfanne etwas Butter oder Öl erhitzen, die Kartoffel-Zucchini-Masse portionsweise hineingeben und mit einem Pfannenwender flach drücken.
Bei mittlerer Hitze zuerst von der einen Seite goldbraun braten, dann wenden und von der anderen Seite goldbraun braten.

Zwischenmahlzeiten

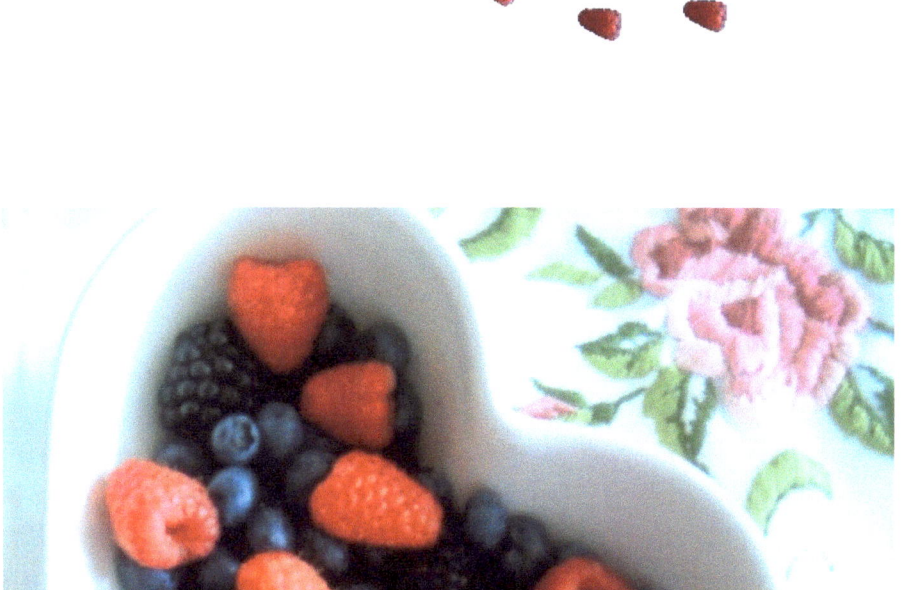

Beerenmix

Heidelbeerkompott

Zutaten für 2 Personen:

200 g Heidelbeeren
1 EL Rohrzucker
1 gehäufter TL Speisestärke
250 ml Wasser

Die Heidelbeeren waschen und trockentupfen, dann mit Wasser und Rohrzucker ca. 1 Minute aufkochen lassen. Die Speisestärke mit wenig kaltem Wasser glatt rühren und unter die Heidelbeeren geben. Nochmals ca. 1 Minute kochen lassen. Wenn das Kompott abgekühlt ist, servieren.

Beerenmix

Zutaten für 1 Person:

50 g Heidelbeeren
50 g Brombeeren
50 g Himbeeren

Die Beeren waschen, trockentupfen, vermischen und bei Bedarf mit 1 TL Rohrzucker, Zimt oder Honig süßen.

Apfel-Spinat-Smoothie

2 Äpfel
1 Banane
100 g frischen Spinat

Die Äpfel schälen und klein schneiden. Spinat waschen und trockenschütteln. Alles zusammen mit der Banane im Mixer pürieren.

Bananen-Himbeer-Smoothie

1 Banane
50 g Himbeeren
150 ml Wasser
1 TL Zimt

Die Zutaten in einen Mixer geben und pürieren.

Himbeer-Kopfsalat-Smoothie

100 g Himbeeren
½ Kopfsalat
200 ml Wasser

Kopfsalat und Beeren waschen. Alles zerkleinern und mit dem Wasser in den Mixer geben, pürieren.

Dinkelplätzchen

Zutaten:

500 g Dinkelmehl
200 g Rohrzucker
1 TL Backpulver
250 g Margarine zum Backen
6 Eigelb

Alle Zutaten in eine Rührschüssel geben und mit dem Mixer verrühren.
Teig glattstreichen. Mit Backformen entsprechende Teile ausstechen und auf ein mit Backpapier ausgelegtes Backblech geben.
Bei 200 Grad im Backofen ca. 10-12 Minuten backen.

Heidelbeerkuchen

Zutaten für einen Blechkuchen:

2 Eier
300 g Rohrzucker
300 g Margarine zum Backen
etwas Backpulver
300 g Dinkelmehl
200 g Heidelbeeren

Heidelbeeren waschen und leicht trockentupfen. Die restlichen Zutaten zu einem Teig in der Rührschüssel mit dem Mixer verrühren. Den Teig auf ein mit Backpapier ausgelegtes Backblech streichen und mit den Heidelbeeren belegen.

Bei 180 Grad im Backofen ca. 40 Minuten backen.

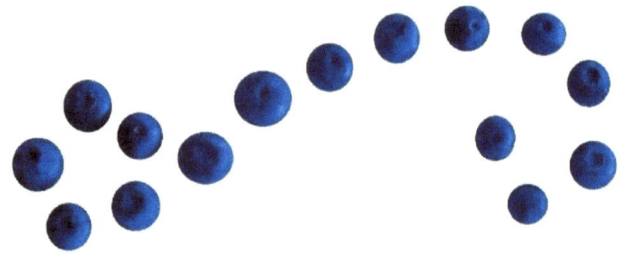

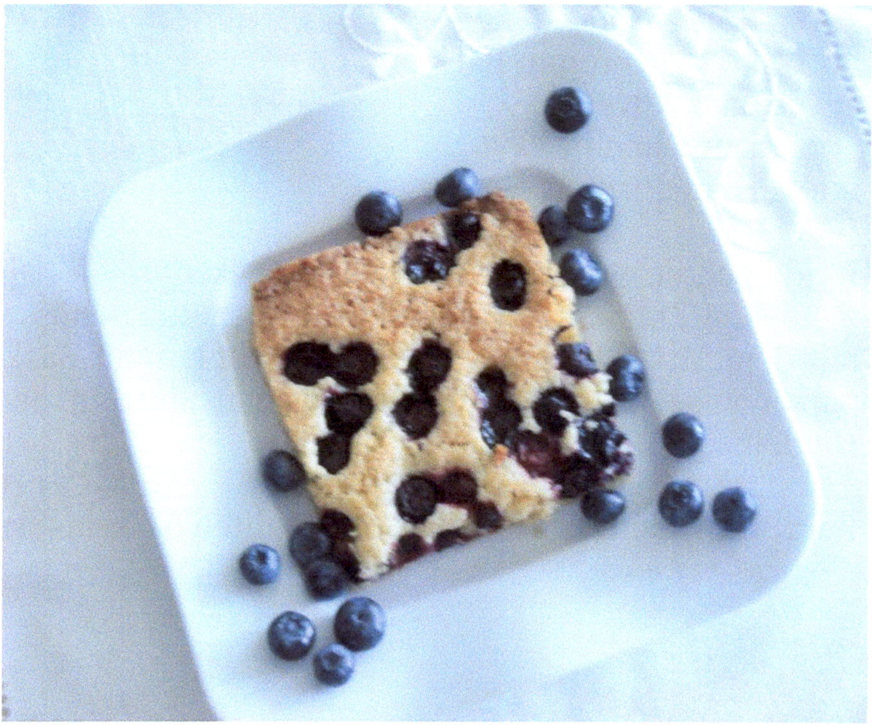

Heidelbeerkuchen

Rezeptverzeichnis

A
Apfel-Spinat-Smoothie 92

B
Bananen-Himbeer-Smoothie 93
Beerenmix 91
Bohnensalat mit Ei 76
Brokkolisalat 85
Brokkolisuppe 86

D
Dinkelflocken mit Joghurt und Heidelbeeren 58
Dinkelhabermus 54
Dinkelplätzchen 94
Dinkelspaghetti mit Gemüsesoße 71

E
Eiersalat..77
Eisberg-Tomaten-Salat 75

F
Feld- und Endiviensalat 81
Fisch mit Tomaten und Zucchini 63

G
Gedünsteter Fisch 64

Gemüseauflauf 72
Gemüse mit Mehlschwitze 68
Gemüsesalat 83
Gemüsesuppe 87

H
Hähnchenbrustfilet mit Schnittbohnen 65
Hähnchen, ofengegart 66
Heidelbeerkompott 90
Heidelbeerkuchen 95
Himbeer-Kopfsalat-Smoothie 93

K
Kasseler mit Artischocken-Tomaten-Salat 67
Kasseler-Spargel-Salat 80

O
Ofengegartes Gemüse 69

Q
Quinoa- oder Amaranthbrei 57
Quinoasalat 84

R
Rühreier mit Tomaten 60

S
Salat mit Beeren 82
Spargelsalat mit Artischocken und Lachsschinken ...79

T
Thunfisch-Bohnen-Salat 78
Tomatensalat 74
Tomaten-Bohnen-Salat 73

V
Vollkorn- oder Knäckebrot mit Banane 56
Vollkorn- oder Knäckebrot mit Rinderschinken 55
Vollkorntoast mit Apfelmus 59

Z
Zucchini-Rösti 88
Zucchini-Spinat-Omelett 70

Bezugsquellen

Buch: „Die Ernährungstherapie der Hildegard von Bingen" von Dr. Wighard Strehlow, Knaur Verlag
Hildegard Naturprodukte PJ
Strandweg 1
78476 Allensbach
Tel. 07533-7433
www.virita.de

Fernstudium: Praktische Homöopathie
Studienhefte aus 2004:
ILS Institut für Lernsysteme GmbH
Doberaner Weg 18-22
22143 Hamburg
Tel. 040-675709011
www.ils.de

Bluttest, um Unverträglichkeiten festzustellen:
CTL & Ortholabor GmbH
Reißstraße 1
64319 Pfungstadt
service@ctl-labor.de
www.imupro.de

Gewürze, Dinkelprodukte und weitere Informationen zu Hildegard von Bingen:
JURA Chema Konstanz GmbH
Nestgasse 2
78464 Konstanz
jura@hildegard.de
www.hildegard.de

Pascoe Naturmedizin seit 1895
Pascoe pharmazeutische Präparate GmbH
Schiffenberger Weg 55
35394 Giessen
info@pascoe.de
www.pascoe.de

Schlussworte

Nun habe ich Ihnen, liebe Leserinnen und Leser, meine Geschichte erzählt und hoffe, dass Sie für sich selbst ein wenig davon auf Ihren ganz persönlichen Weg mitnehmen können. Es ist nicht immer leicht, das weiß ich aus eigener Erfahrung nur allzu gut.
Manchmal bin ich wirklich fast verzweifelt an diesen Testphasen, und an der Frage: Wie finde ich heraus, was gut für mich ist? Dazu gehören nicht nur die Lebensmittel, sondern leider auch Medikamente.
Für die Zukunft wünsche ich mir eine bessere Zusammenarbeit zwischen Human- und Naturmedizin. Selbstverständlich gilt das auch für die Veterinärmedizin, denn Tiere sind ganz sicher sehr wertvolle Lebewesen.
Mittlerweile bin ich mit meinen Blutwerten zufrieden. Natürlich kann ich hier noch bessere Ergebnisse erzielen. Daran werde ich auch stetig arbeiten.
Allerdings muss man nicht überall perfekt sein. Die Hauptsache ist, dass man sich wohlfühlt in seinem eigenen Körper.
Selbstverständlich muss ich bei allen Krankheitsbildern, die ich so mit mir trage, auf möglichst gute Blutwerte achten. Keine Frage.
Mein Weg zeigte mir viele Grenzen auf und ich habe gelernt, dass man in langsamen und kleineren Schritten ebenfalls an sein Ziel kommen kann.
Wichtig ist, niemals aufzugeben, immer positiv zu denken, selbst wenn es oft schwerfällt.
Sehr wichtig ist, liebe Menschen an seiner Seite zu haben, die hinter einem stehen. Daher möchte ich mich ganz herzlich bei meiner Mutter und Schwester bedanken, die mich unterstützt haben und für mich da waren bzw. sind.
Und bei meinen Engeln bedanke ich mich sehr, denn sie weisen mir oftmals auf ganz besondere Weise den Weg. Auch wenn ich

hierfür sehr oft belächelt werde, so hat mein Glaube an Gott und die Engel mir sehr viel gegeben und mir auf meinem Weg geholfen.

In diesem Sinne wünsche ich Ihnen von Herzen alles Liebe und Gute auf Ihrem Weg.

Bleiben Sie stark und vor allen Dingen: Bleiben oder werden Sie gesund.

Herzlichst

Gabriele Kuppe

Vita der Autorin

Gabriele Kuppe erblickte im Rheinland das Licht der Welt. Ihre Kindheit und Schulzeit verbrachte sie im Ruhrgebiet. Schon als Kind schrieb die Autorin gerne Geschichten auf, interessierte sich für Musik und Tanz.

Nach dem Fachabitur ging ihr Weg dann allerdings in eine völlig andere Richtung und Gabriele Kuppe erlernte den Beruf der Rechtsanwaltsgehilfin. Später arbeitete sie sehr lange in einer Hypothekenbank als Kundenbetreuerin.

Mit den Jahren galt ihr Interesse immer mehr der Naturheilkunde und so absolvierte sie mit viel Freude sehr erfolgreich ein Fernstudium in praktischer Homöopathie.

Seit einigen Jahren schreibt die Autorin nun Bücher, um den Menschen liebevoll und hilfreich zur Seite zu stehen.

Weitere Informationen erhalten Sie auch auf ihrer Homepage:

www.gabriele-kuppe.jimdo.com

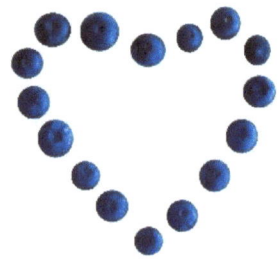